HIPOTERMIA PEROPERATORIA
INFLUENCIA DE LOS ANESTÉSICOS

Serie: **MEDICINA**, nº 61

Hipotermia peroperatoria : influencia de los anestésicos / Ana Olmos de la Peña ... [et al.]. - Valladolid : Secretariado de Publicaciones e Intercambio Editorial, Universidad de Valladolid, [2003]

94 p. ; 24 cm. - (Medicina ; 61)

ISBN 84-8448-227-8

1.Frío-Efectos fisiológicos 2.Cirugía Operatoria 3.Anestésicos I.Olmos de la Peña, Ana, aut. II.Universidad de Valladolid. Secretariado de Publicaciones e Intercambio ed. III.Serie

616-089.5:613.166.9

HIPOTERMIA PEROPERATORIA
INFLUENCIA DE LOS ANESTÉSICOS

ANA OLMOS DE LA PEÑA
JAVIER GONZÁLEZ DE ZÁRATE APIÑANIZ
BLANCA OLMOS DE LA PEÑA
FERNANDO FERNÁNDEZ DE LA GÁNDARA

SECRETARIADO DE PUBLICACIONES
E INTERCAMBIO EDITORIAL
UNIVERSIDAD DE VALLADOLID

SECRETARIADO DE PUBLICACIONES E INTERCAMBIO EDITORIAL
UNIVERSIDAD DE VALLADOLID

Diseño de cubierta: Miguel Ángel de la Iglesia Santamaría
Jesús Vicente Martín

ISBN: 84-8448-227-8
Dep. Legal: VA - 630/2003

Preimpresión: Secretariado de Publicaciones. Universidad de Valladolid

Imprime: Mata Digital, S.L.

PRÓLOGO

Nuestro grupo de investigación está muy interesado en el estudio de la influencia de la anestesia sobre la termorregulación, más concretamente, en la acción de los anestésicos sobre los mecanismos fisiopatológicos de la hipotermia peroperatoria, así como en sus consecuencias sobre el paciente quirúrgico.

Esta monografía recoge nuestros primeros trabajos en el estudio de los mecanismos que explican la hipotermia que se asocia a la inducción anestésica, es el comienzo de una línea de investigación clínica con aplicación práctica. Los campos de aplicación están relacionados: con las técnicas anestésicas, tanto de anestesia general como de anestesia locorregional (en las que el paciente está despierto), con los procesos de la recuperación post-anestésica, con el estudio de los sistemas de prevención y tratamiento del sujeto hipotérmico, y con otros aspectos de la medicina deportiva (alpinismo, ciclismo, etc.) y militar, en las que las condiciones ambientales extremas ponen en riesgo de hipotermia al sujeto.

La mayoría de los anestésicos alteran la termorregulación. Si bien en la mayoría de los casos inducen hipotermia, al reducir la sensibilidad del centro termorregulador para generar respuestas protectoras (vasoconstricción cutánea, escalofríos, etc.), en casos excepcionales, los anestésicos provocan respuestas exageradas, amenazadoras para la vida como el cuadro de Hipertermia Maligna Peranestésica.

La hipotermia peroperatoria es un hecho frecuente en la historia de la Cirugía, que clásicamente se entendía como la consecuencia lógica de exponer a un paciente desnudo en un ambiente frío, al que se reducía su metabolismo por acción de los anestésicos, y se realizaban maniobras quirúrgicas que enfriaban el organismo (exposición de vísceras, lavado con soluciones frías, perfusiones intravenosas, etc.). Con la modernización de los quirófanos y de los hospitales, se comprobó que aún en los quirófanos calientes, con la administración de soluciones calentadas, los pacientes seguían desarrollando hipotermia durante la cirugía. Fue a partir de los años 80 cuando se pensó que: por acción de los anestésicos, se origina un proceso de redistribución del calor desde el compartimento central del organismo hacia la periferia, como el mecanismo más importante de la génesis de la hipotermia peranestésica.

Nuestro máximo interés surgió cuando, en un estudio preliminar, observamos que la respuesta inmediata que se generó tras la inducción anestésica con propofol, fentanilo y vecuronio fue la vasodilatación marcada de los dedos de las manos; una respuesta fisiológica que el organismo desencadena frente a la hipertermia o durante el ejercicio físico. Esto nos sugirió la posible relación entre el efecto vasodilatador de los anestésicos y el grado de hipotermia desencadenado por cada anestésico. En nuestra opinión, cada inductor anestésico tiene un efecto vasodilatador que determina el grado de redistribución del calor y de hipotermia, que sigue a la inducción anestésica.

De acuerdo con todo lo anterior, en esta monografía se relatan los conocimientos actuales de la fisiopatología de la termorregulación durante la anestesia, y nuestros estudios sobre la acción de los inductores anestésicos intravenosos, de uso más frecuente, en la termorregulación durante el periodo inicial de la inducción anestésica. En dichos estudios hemos tratado de comprobar que el comportamiento de la temperatura central, durante el periodo inmediato a la inducción anestésica, se ve influido por el grado de vasodilatación cutánea asociada a cada tipo de inductor anestésico intravenoso. Para lo cual, hemos comparado los efectos térmicos centrales y cutáneos sobre el miembro superior, así como los efectos fotopletismográficos, entre los tres inductores anestésicos intravenosos de uso más frecuente en la práctica clínica actual: el tiopental sódico, por ser el inductor clásico y de referencia; el propofol, por su amplia utilización; y el etomidato, por estar desprovisto de los efectos depresores hemodinámicos y cardiovasculares de los anteriores. Pensamos que será de utilidad para los anestesiólogos y para los profesionales que estudien el proceso de la homeotermia, así como para los licenciados que decidan profundizar en esta línea de investigación.

DRA. ANA OLMOS DE LA PEÑA
DR. JAVIER GONZÁLEZ DE ZÁRATE APIÑANIZ
DRA. BLANCA OLMOS DE LA PEÑA
DR. FERNANDO FERNÁNDEZ DE LA GÁNDARA

FISIOLOGÍA DE LA HOMEOTERMIA DE LOS MAMÍFEROS

ANA OLMOS DE LA PEÑA
BLANCA OLMOS DE LA PEÑA

La temperatura interna en el hombre está estrechamente controlada, de tal forma que permite al organismo mantener la homeostasis térmica a pesar de variaciones de la temperatura ambiental y del metabolismo. Cuando la temperatura central se desvía más allá de ciertos límites, las funciones fisiológicas y metabólicas se deterioran. Si bien el trastorno térmico más frecuente en Medicina es la fiebre, durante la anestesia y la cirugía es la hipotermia. La medida de la temperatura del cuerpo es una de las prácticas más antiguas en Medicina: Galeno informó en el siglo V a.C. que Hipócrates empleaba la comparación de las zonas calientes y frías del cuerpo para describir distintas enfermedades [1]. En cambio, la termometría durante la anestesia y la cirugía es relativamente reciente: el primer registro termométrico durante la anestesia y la cirugía data de 1895 y fue realizado por Harvey Cushing. En el hombre, el sistema termorregulador se caracteriza por mantener la temperatura central próxima a los 37°C. No obstante, la anestesia general y la cirugía alteran la termorregulación, haciendo que la hipotermia peroperatoria (HP) sea una complicación frecuente. De un modo general, se puede afirmar que la HP sucede por la inhibición del sistema termorregulador inducida por los anestésicos, y por la pérdida térmica que supone la exposición del paciente, durante las maniobras quirúrgicas, a un ambiente frío [2]. Si en ciertas situaciones clínicas (neurocirugía, cirugía cardíaca con circulación extracorpórea) la hipotermia es deseable para la protección del corazón y del sistema nervioso central, en la mayoría de los casos conlleva importantes efectos deletéreos para el organismo: coagulopatía, aumento del sangrado y de reposición sanguínea, arritmias cardíacas, menor resistencia del organismo frente a la infección, demora en la metabolización de medicamentos y anestésicos, necesidad de cuidados durante el recalentamiento, retraso en el despertar tras la anestesia, y escalofríos post-anestésicos, en el postoperatorio inmediato del paciente, que producen un importante malestar general, así como un aumento del consumo de oxígeno.

De acuerdo con todo lo anterior, el anestesiólogo precisa de un conocimiento profundo de los mecanismos fisiopatológicos de la hipotermia peranestésica y de sus consecuencias.

1. HOMEOTERMIA

Según la IUPS Thermal Commission (The commission for thermal physiology of the International Union of Physiological Sciences)[3], la homeotermia es un sistema de regulación de la temperatura interna de especies taquimetabólicas, por el que las variaciones, tanto nictamerales como estacionales, de la temperatura central, se mantienen dentro de un límite arbitrario de $\pm$ 2°C, a pesar de las variaciones de la temperatura del ambiente. Solamente los mamíferos y las aves cumplen esta definición. En el hombre, la homeotermia se consigue mediante un equilibrio entre la ganancia y la pérdida de calor corporal. En el sujeto sano este equilibrio se regula produciendo una temperatura oral media de 36,6°C $\pm$ 0,38°C [4] [5].

Entre temperaturas ambientales comprendidas entre 20°C y 35°C, hablamos de "ambiente termoneutral", porque la temperatura central del organismo puede mantenerse sin gasto metabólico; mediante variaciones en la perfusión vascular periférica. Pero más allá de los límites de esta zona termoneutral, es preciso que el organismo consuma energía para producir calor y mantener el balance térmico idóneo (Homeotermia) [6].

El equilibrio térmico que supone la homeotermia puede expresarse mediante la ecuación del contenido de calor [1], donde ΔH representa el cambio neto del calor:

$$\Delta H = M + W \pm R \pm Cn \pm Cv - Ev$$

La producción de calor metabólico (M) depende del metabolismo basal, del tono simpático y de factores hormonales; en situación basal supone aproximadamente 419 kJ por hora. Durante la anestesia la producción de calor metabólico se reduce hasta 251-293 kJ por hora. W representa el calor producido por trabajo/esfuerzo físico; que durante la anestesia es despreciable. Cn, Cv y Ev representan la conducción, convección y evaporación de calor al o del medio ambiente, respectivamente. La evaporación (Ev) siempre supone disipación de calor al ambiente. En reposo predomina la pérdida de calor por radiación, mientras que durante el esfuerzo físico o el trabajo, la evaporación es el principal mecanismo de disipación de calor al medio ambiente [7].

Un requisito fundamental para conseguir la homeotermia es la capacidad del organismo de controlar la tasa de intercambio de calor con el medio ambiente. Este intercambio de calor se realiza, fundamentalmente, a través de la piel, por las zonas expuestas al ambiente. En la piel, la disipación térmica está determinada por la combinación de la cantidad de calor disponible y el gradiente térmico piel-ambiente. La tasa de disipación de calor se altera con los cambios (fisiológicos o farmacológicos) de la perfusión cutánea, al añadir o reducir capas aislantes térmicas ("ropa"), y con los cambios del comportamiento del organismo (actividad física, movimiento, etc.).

2. RITMO CIRCADIANO DE LA TEMPERATURA CENTRAL

El hombre (como la mayoría de los mamíferos) posee un número no exactamente conocido de reguladores endógenos ("relojes internos"), que generan ritmos innatos de 24 horas para casi todas las funciones orgánicas. Las oscilaciones ("Circa") tienen un período de duración aproximado de 24 horas ("dies"), de ahí el nombre de ritmo "circadiano". La sincronización exacta en 24 horas, tiene lugar por temporizadores externos (costumbres sociales) y, sobretodo, por los cambios claridad-oscuridad.

La temperatura central en el hombre presenta oscilaciones rítmicas a lo largo del día, que junto con el ritmo vigilia-sueño, representan las formas más conocidas de ritmos circadianos. Así, la temperatura central del hombre es más baja por la mañana que a última hora de la tarde, cuando alcanza su valor más elevado [8].

3. ESTRUCTURA DE LOS COMPARTIMENTOS TÉRMICOS DEL ORGANISMO

En el hombre se puede delimitar un compartimento térmico central homeotermo ("centro térmico") y una envoltura corporal poiquiloterma. El centro térmico comprende: el cerebro y los órganos incluidos en el tórax y en el abdomen. La envoltura térmica periférica incluye: la piel, el panículo adiposo y los músculos de las extremidades. El compartimento periférico se caracteriza por tener un comportamiento térmico lábil, pues depende de las variaciones de la temperatura externa ambiental y del grado de termogénesis de los músculos durante el ejercicio físico. Funciones importantes de la envoltura periférica térmica son: servir como aislante térmico alrededor del "centro térmico", y en ocasiones, actuar como disipador del calor al ambiente mediante la vasodilatación cutánea y la sudoración.

Las extremidades tienen gradientes térmicos, tanto radial como axialmente, de tal forma que las isotermas de la temperatura de 37°C están desplazadas hacia la profundidad del cuerpo [9], y en estrecha dependencia de las estructuras vasculares adyacentes [10].

Los seres vivos metabolizan los combustibles orgánicos para producir energía, cuyo bioproducto más importante es el calor. En el caso de los homeotermos, el metabolismo está adaptado para producir el calor necesario para mantener un gradiente térmico entre el centro térmico y la periferia. En el sujeto en reposo, los órganos internos del tórax y abdomen (5-6% del peso corporal) generan la mitad del calor total, mientras que el cerebro (2% del peso corporal) genera la ¼ parte del calor total del organismo. Durante el ejercicio físico intenso, la tasa de calor producido aumenta 10 veces o más, pero fundamentalmente a expensas de los músculos de las extremidades [11]. En esta situación, la temperatura de los tejidos periféricos depende de las condiciones ambientales y del calor producido por los músculos subyacentes.

4. MECANISMOS DE GANANCIA/PÉRDIDA DE CALOR Y MECANISMOS DE RESPUESTA ANTE LA HIPERTERMIA

Para un organismo endotérmico, el mantenimiento de su temperatura central constante, supone un equilibrio entre la producción de calor y las pérdidas al medio ambiente. La ecuación del balance de calor, que describe el intercambio neto de calor entre un objeto y su entorno, deriva de la primera ley de la Termodinámica:

"Si la temperatura de un objeto permanece constante,
la ganancia de calor debe ser igual a la pérdida de calor".

Cuando la ganancia de calor excede a la pérdida, el contenido resultante de calor y la temperatura aumentan. Al contrario, cuando la pérdida de calor es superior a la producción de calor, la temperatura disminuye. Los cambios en la temperatura media representan los cambios en el calor contenido en el organismo. El calor de un objeto, en un momento dado, depende de la temperatura media del objeto, de la masa del objeto y de su calor específico.

En los seres homeotermos, estos conceptos pueden verse modificados en cierta medida, porque el organismo tiene capacidad de incrementar o reducir la producción de calor a partir del metabolismo (p.e. durante el ejercicio físico), así como de generar respuestas termorreguladoras modificando las condiciones de ganancia y pérdida de calor. La mayor parte del calor metabólico se pierde a través de la piel [12], y sólo una pequeña fracción, lo hace por vía respiratoria [13] [14]. El 75% de la producción basal de calor se pierde por convección, conducción, evaporación y radiación desde la superficie corporal. Las pérdidas por "Perspiratio Insensíbilis" y por la respiración, suponen el 25% restante.

4.1. Mecanismos de pérdida de calor

El calor se pierde desde el cuerpo al medio ambiente por cuatro mecanismos [6][15][16]:

a)-*Radiación*: pérdida de calor en forma de energía electromagnética desde el cuerpo a objetos más fríos en la habitación (en nuestro caso transferencia hacia las paredes del quirófano). Representa el 60% de las pérdidas de calor.

b)-*Conducción*: pérdida de calor entre superficies que están en contacto con el cuerpo. Se produce cuando hay diferencia térmica entre las superficies (contacto directo con la mesa, lavado con soluciones frías, infusión de sangre y líquidos intravenosos fríos). Representa el 3% de las pérdidas de calor del paciente tumbado en el quirófano sin perfusión.

c)-*Convección*: el gradiente térmico entre el aire adyacente a la piel (15ºC) y el cuadrado de la velocidad del aire, determinan pérdida de calor por convección. Representa el 15% de las pérdidas de calor.

d)-*Evaporación*: Representa el calor consumido en la evaporación del agua/sudor desde la superficie de la piel. Representa el 22% de las pérdidas de calor [15]. La sudoración es la mayor fuente de pérdida de calor bajo el control termorregulador, especialmente importante durante el esfuerzo físico. La proporción máxima de sudoración es del orden de 2 litros h^{-1}, lo que proporciona una pérdida de calor calculada de alrededor 2,7 MI $m^{-2}h^{-1}$ (650 cal. m^{-2} h^{-1}) o alrededor de 15 veces la producción basal de calor. La sudoración es agotable y la producción máxima diaria es aproximadamente de 5 litros.

El coste energético de la homeotermia es progresivo, de forma que el organismo utiliza antes los mecanismos que menos energía consumen que los energéticamente más caros [16]. Los mecanismos para mantener la homeostasis térmica pueden clasificarse [6] en:

A.- Obligados: ocurren independientemente de la termorregulación. Incluyen la producción de calor del metabolismo basal, la digestión de los alimentos (8% de la energía ingerida) y los derivados del almacenamiento energético, del crecimiento y del ejercicio muscular (principal fuente de calor metabólico).

B.- Termorreguladores: son de dos tipos:

1.-*Los modificadores del comportamiento*: la modificación del comportamiento requiere que el sujeto tome conciencia de las condiciones ambientales y genere la respuesta adecuada: tras la percepción térmica de frío se genera un comportamiento específico (tendencia a arroparse, situarse en una zona térmica más favorable, modificar el nivel de actividad física).

2.-*Las respuestas autonómicas*: las respuestas autonómicas generadas por el centro termorregulador son involuntarias e incluyen acciones vasomotoras termogénicas (frente al frío): vasoconstricción cutánea, piloerección, escalofríos y termogénesis sin-escalofríos) o termolíticas (frente al calor): vasodilatación cutánea y sudoración [6][17].

4.2. Mecanismos de ganancia de calor o respuestas ante el frío

Se incluyen la vasoconstricción cutánea, la piloerección, los escalofríos y la termogénesis sin-escalofríos [6][16][17]:

a)-*Vasoconstricción Cutánea*: es un mecanismo esencial que, mediante la estimulación $alfa_1$-adrenérgica, aumenta el tono simpático vasoconstrictor de los shunts arteriovenosos cutáneos. La hipotermia local, mediante la activación de los receptores $alfa_2$-adrenérgicos, actúa sinérgicamente aumentando la constricción cutánea [18]. La vasoconstricción cutánea crea una capa aislante térmica del medio ambiente, reduciendo las pérdidas de calor por conducción, convección y evaporación.

b)-*Piloerección*: es una respuesta autonómica de contracción de los músculos "Erectores Pili", que disminuye la pérdida de calor por convección. Este mecanismo es trivial en humanos.

c)-*Escalofríos*: suceden cuando la vasoconstricción cutánea es ineficaz para conservar el calor. Son contracciones tónico-clónicas rítmicas involuntarias. No están mediados por el simpático, siendo una respuesta del sistema nervioso central al frío. Basándose en estudios de hace 20-30 años con reducido número de pacientes y con métodos cuestionables, se ha perpetuado la idea por la que: los escalofríos aumentan el consumo de oxígeno en un 400% [19]. Estudios más recientes han demostrado que los escalofríos aumentan el consumo de oxígeno en un 40%, con un aumento máximo del 100% [20]. Según Horvath, Spurr, et al., los escalofríos tienen aproximadamente un 11% de eficiencia en la protección contra la pérdida de calor [21].

d)-*Termogénesis Sin-Escalofríos*: es un importante mecanismo termorregulador en animales y neonatos [22], pero no en adultos [23]. Supone la producción de calor a partir de la "grasa parda", por la estimulación $beta_3$-adrenérgica en respuesta a la hipotermia [24]. La termogénesis sin-escalofríos no ocurre durante la anestesia general ni en adultos [25] ni en niños [26].

4.3. Mecanismos de respuesta ante la hipertermia

Se manifiestan durante el esfuerzo físico, en ambientes calurosos y durante la fiebre; nos referiremos a la vasodilatación cutánea y a la sudoración [6][16][17]:

a)-*Vasodilatación cutánea activa*: en respuesta al calor, mediante la inhibición del tono simpático vasoconstrictor, se abren los shunts arteriovenosos cutáneos, lo que supone el llenado de sangre caliente de los plexos venosos subdérmicos. El calentamiento de la piel es evidente, lo que facilita la pérdida cutánea de calor por conducción, radiación, convección y evaporación al medio ambiente. En el tronco y en las partes proximales de las extremidades existe la posibilidad de vasodilatación adiccional durante el ejercicio físico (más allá de la disminución del tono vasoconstrictor): por vasodilatación activa neuronal o por la acción de un mediador químico (p.e. la bradicinina), que se libera con el sudor.

b)-*Sudoración o Diaforesis*: se produce por estimulación del área preóptica en la parte anterior del hipotálamo, por el exceso de calor. Depende del simpático-colinérgico sobre las glándulas ecrinas; cuando la vasodilatación es insuficiente, la evaporación es un método excelente de pérdida de calor (hasta un 500%).

5. CONTROL DE LA TERMORREGULACIÓN

La termorregulación funciona como un sistema de retroalimentación positiva y negativa, para mantener la temperatura central constante y reducir al mínimo las perturbaciones del punto de ajuste. En el control y procesamiento de la información de la termorregulación intervienen tres componentes [2][27]: I.- el sistema de información aferente (receptores térmicos periféricos y centrales), II.- el centro termorregulador hipotálamico, y III.- el sistema eferente de las respuestas termorreguladoras (figura 1).

5.1. Sistema de Información Aferente

La información térmica del ambiente es primordial para el sistema termorregulador, y se obtiene a partir de células sensibles a los cambios de la temperatura, distribuidas por todo el organismo. Los receptores térmicos para el frío son anatómica y fisiológicamente diferentes de los que detectan el calor. Atendiendo a su localización se clasifican en centrales y periféricos:

A/ Termoreceptores Centrales: se distribuyen por el compartimento térmico central: cerebro (sobretodo en el área preóptica del hipotálamo), médula espinal y órganos intratorácicos. Su misión es el sensado de la temperatura central [27]. En un principio, se pensó que la temperatura hipotalámica contribuía a más del 60% del total del estímulo termorregulador [28][29]. Pero recientemente, el concepto del hipotálamo como único sensor de la temperatura central, ha dado paso a un concepto de múltiples sensores térmicos, que junto con el hipotálamo contribuyen, cada uno, a un 20% del impulso involucrado en el control termorregulador [30].

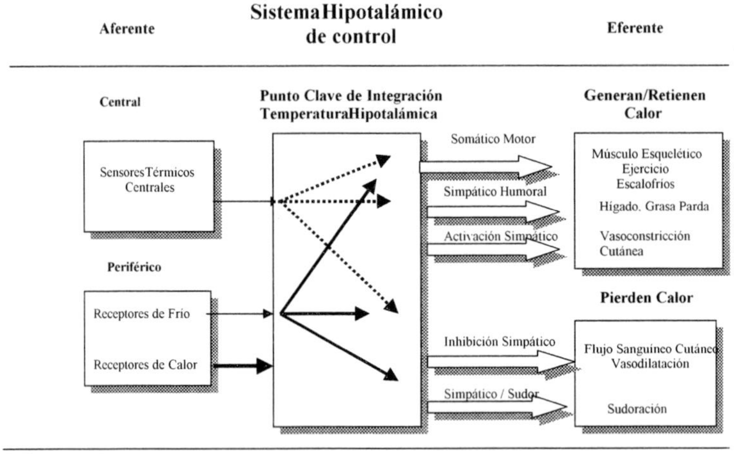

Figura 1: Representación esquemática de las partes del sistema termorregulador.

B/ Termoreceptores Periféricos: miden los cambios de la temperatura de la superficie corporal y del ambiente. Son receptores específicos del calor y del frío en la piel. Se ha sugerido que la sensibilidad al frío resulta de la actividad de una Na+-K+ ATPasa, mientras que la sensibilidad al calor es atribuible a los diferentes coeficientes de temperatura de la membrana Na+-K+ [31]. Se calcula que hay entre 4-10 veces más receptores al frío que al calor. Los receptores del frío producen la máxima descarga de impulsos a 25°C-30°C, mientras que los receptores del calor lo hacen a 45°C-50°C [15]. Las señales desde los receptores del frío viajan a lo largo de fibras A-delta, y las señales desde los receptores del calor son transportadas por fibras C. Los termoreceptores muestran acomodación: disminución de la respuesta a un estímulo térmico permanente [32][33]. La temperatura cutánea influye en la termorregulación de forma importante, sobretodo en las respuestas del comportamiento [34]. Los cambios de la temperatura cutánea desplazan la respuesta desencadenada para cada umbral térmico: entonces, el umbral para los escalofríos está aumentado en un ambiente frío y disminuido en un ambiente caliente.

5.2. Control Termorregulador Central

La temperatura del cuerpo es regulada casi enteramente por mecanismos nerviosos de feed-back, los cuales operan a través de los centros de regulación de la temperatura en el hipotálamo. Las aferencias sensitivas térmicas, después de su integración a distintos niveles de la médula espinal y en el sistema nervioso central, llegan al hipotálamo: centro termorregulador primario de los mamíferos [27]. Pero es en el hipotálamo posterior, donde las señales térmicas procedentes del área preóptica y de la periferia del cuerpo, son combinadas para desencadenar las respuestas del organismo para la producción o la pérdida de calor.

Las neuronas de los núcleos preópticos y de los núcleos hipotalámicos anterior y posterior (POH) parecen ser esenciales para la activación de las respuestas autónomas ante las situaciones térmicas fuera de la zona termoneutral [27]. La interferencia de la función normal del área preóptica hipotalámica (POH) altera la magnitud de las respuestas termorreguladoras. Además, la ablación parcial de estas neuronas disminuye la magnitud de la respuesta al estrés térmico, y la ablación completa disminuye enormemente las respuestas [35]. Luego, la termorregulación efectiva requiere un sistema hipotalámico intacto. Cuando experimentalmente el hipotálamo es calentado, los animales llegan a estar más fríos, y al revés también sucede. Clínicamente, estos hechos fueron interpretados para significar que la temperatura del hipotálamo per se, es el impulso crítico termorregulador. Sin embargo, en 1961, Bezinger demostró que las respuestas termorreguladoras, inducidas por disminución de la temperatura hipotalámica, son inhibidas cuando la temperatura media de la superficie cutánea está aumentada [29]. Se desconoce la forma en que el organismo determina las temperaturas umbrales absolutas, si bien parece que el mecanismo esta mediado por noradrenalina, dopamina, 5-hidroxitriptamina, acetilcolina, prostaglandina-E_1 y neuropéptidos. La temperatura corporal normal es de aproximadamente 37°C, y el organismo mantiene la temperatura central entre límites estrechos de 36,6°C ± 37,4°C (rango ± 0,4°C) [17][36]. Pequeñas desviaciones, por encima o por debajo, desencadenan respuestas termorreguladoras específicas (p.e.: escalofríos, vasoconstricción, sudoración, etc). El inicio de una respuesta termorreguladora se define por su umbral térmico. El intervalo de temperaturas centrales entre las que no se desencadenan respuestas termorreguladoras vegetativas se conoce como rango interumbral: el umbral de sudoración y el de vasoconstricción limitan el rango interumbral [17][37]. En individuos no anestesiados, este rango es menor de 0,6°C, con su punto medio aproximado en 37°C [17][38]. Los umbrales para la sudoración y la vasoconstricción son de 0,3°C-0,5°C más elevados en las mujeres que en los hombres (incluso durante los primeros días del ciclo menstrual). Estas diferencias son mayores durante la fase luteínica [39].

5.3. Sistema Eferente: Respuestas Termorreguladoras

Las respuestas termorreguladoras vegetativas más importantes ante el calor son: la vasodilatación cutánea y la sudoración, y ante el frío: la vasoconstricción cutánea termorreguladora y los escalofríos [6][17].

La vasodilatación cutánea sucede por la inhibición del tono vasomotor con la inhibición de los centros simpáticos. En el sujeto que se mantiene en el rango interumbral ("zona termoneutral"), las variaciones de la temperatura central se regulan mediante el ajuste del tono vasomotor. El tono vasomotor determina el flujo sanguíneo subcutáneo y, por lo tanto, el calor transportado desde el compartimento central hacia la superficie cutánea. Discretos grados de vasoconstricción/ vasodilatación cutánea regulan la disipación o no de calor al ambiente, cuando el sujeto se mantiene dentro del rango interumbral. Cuando se supera el rango por arriba, se desencadena la respuesta hipotalámica apropiada: la vasodilatación cutánea.

En el hombre existen estructuras especializadas en el intercambio de calor con el ambiente. Debido a que la mayor parte del tiempo, el hombre permanece en ambientes termoneutrales, la regulación de su temperatura central depende en gran medida del control del tono vasomotor. El exceso de calor generado por el compartimento central es transferido directamente al ambiente a través de estructuras vasculares subcutáneas, especializadas en el intercambio de calor. Estas estructuras están constituidas por fístulas arteriovenosas que desembocan en plexos venosos de amplio diámetro ("canales de Sucquet y Hoyer", "fístulas arteriovenosas termorreguladoras (FAVT)", "glomus") y no contribuyen a la nutrición tisular [40]. Las FAVT no tienen una distribución uniforme por la superficie cutánea, se concentran sobretodo en las manos, pies, cara y orejas. El flujo sanguíneo a su través puede oscilar entre 0 y 100 ml/min/ 100 gr de piel, con una velocidad de flujo sanguíneo entre 0,1 m/sg hasta 1 m/sg. La vasoconstricción de las FAVT (por estimulación de los centros simpáticos del hipotálamo posterior) provoca el aislamiento térmico del compartimento central del ambiente, y la vasodilatación permite el libre intercambio del calor del compartimento central hacia el medio ambiente.

Durante el ejercicio físico, cuando la temperatura central aumenta, la vasodilatación cutánea sucede incluso en ambiente frío. Al contrario, cuando se sitúa a un sujeto hipotérmico en un ambiente caliente, el tono vasomotor inicialmente no se modificará. En esta situación, la vasodilatación no sólo afecta a las FAVT, sino que sucede un proceso de vasodilatación activa más extensa, mediada por un factor desconocido liberado por las glándulas sudoríparas, que no es bloqueado por los anticolinérgicos habituales [41]. La vasodilatación cutánea máxima habitualmente sucede durante el ejercicio físico, a niveles de temperatura central muy superiores a los que provocan la máxima sudoración. La sudoración o diaforesis es un mecanismo potente de disipación del calor: se basa en que la evaporación del agua consume calor (1 g de agua en la piel precisa 0,6 kcal para su evaporación). Existe cierta evaporación contínua: "perspiratio insensíbilis" 50 ml/h. La evaporación del sudor está limitada por la humedad del ambiente. Es un proceso activo, mediado por los nervios simpáticos colinérgicos postganglionares, hacia las glándulas sudoríparas de la piel de todo el cuerpo. La sudoración es el único mecanismo por el que el organismo puede disipar calor en un ambiente con una temperatura superior a la central. La pérdida de calor por evaporación varía entre 30 y más de 900 kcal/h según la situación. La sudoración se puede suprimir mediante el bloqueo nervioso o mediante la administración de anticolinérgicos [5]. Cuando las respuestas vasomotoras son insuficientes para proteger al compartimento central del frío, los animales endotérmicos reaccionan aumentando su tasa metabólica (escalofríos y termogénesis sin-escalofríos). En el hombre, se desencadenan escalofríos como respuesta autónoma ante el frío. Cuando el centro termorregulador se enfría por debajo de 37ºC entran en acción los mecanismos contra el frío: vasoconstricción cutánea, piloerección, supresión del sudor e incremento de la producción de calor (escalofríos, estimulación del metabolismo vía simpática e incremento de la secrección de tiroxina a largo plazo). La vasoconstricción cutánea es el primer mecanismo vegetativo: el hipotálamo posterior activa intensamente, mediante señales simpáticas, a los vasos cutáneos, pero sobretodo a las FAVT. Entonces la piel, el tejido subcutáneo y la grasa del tejido adiposo aislan térmicamente a los órganos internos del cuerpo. La capacidad de aislamiento térmico de la piel y del tejido celular subcutáneo es superior en la mujeres, y equivale a las ¾ partes de la vestimenta habitual. El aislamiento cutáneo en esta situación es un medio eficaz de conservar normal la temperatura central del cuerpo, aún cuando la temperatura de la piel se aproxime a la ambiental. La piloerección, por la escasez de vello, es un mecanismo poco importante en el hombre. El incremento de la producción de calor tiene su principal expresión en los escalofríos, que elevan la producción de calor metabólico aproximadamente en un 100% en los adultos. Es un mecanismo que no aparece en los recién nacidos y no es muy eficaz en los niños pequeños. El temblor rápido (250 Hz) y la actividad muscular asincrónica de los escalofríos termogénicos parecen indicar la ausencia de un oscilador central. Si bien, el patrón sincrónico (creciente-decreciente) que se superpone a los escalofríos cada 4-8 ciclos/min si que está mediado a nivel central [42]. En el sujeto despierto, la modificación del comportamiento es la respuesta termorreguladora más efectiva para aumentar la producción de calor. Entonces, la adaptación del comportamiento físico permite al ser humano vivir en ambientes extremos. Los cambios de comportamiento están promovidos por el disconfort térmico consciente, generado por las aferencias térmicas cutáneas desfavorables.

ALTERACIONES DE LA TEMPERATURA CORPORAL

JAVIER GONZÁLEZ DE ZÁRATE APIÑANIZ
FERNANDO FERNÁNDEZ DE LA GÁNDARA

1. NORMOTERMIA/CENOTERMIA

Se define como normotermia o cenotermia cuando la temperatura media esofágica mínima es 36,4± 0,3°C (DE) [43], o una temperatura oral media de 36,6± 0,38°C [4]. La Comisión de Fisiología Térmica de la IUPS [3] recomienda el empleo del término: "Cenotermia" para referirnos a la normotermia. La Cenotermia se define como la condición de la especie en la que la temperatura central se mantiene entre valores ± 1 DE (desviación estándar) del rango asociado a la situación de reposo postabsortivo normal en un ambiente termoneutral. La sinonimia incluye: Normotermia, Eutermia. Cenotermia deriva del griego; *Koinos* "ceno": común, *Termo*: calor. La Homeotermia se refiere a un patrón de regulación de la temperatura en las especies taquimetabólicas, en las que la temperatura central tiene variaciones nictamerales o estacionales con un rango arbitrario de ± 2ºC, a pesar de variaciones amplias de la temperatura del medio ambiente.

2. HIPOTERMIA

La hipotermia se define [3] como la condición de un regulador de la temperatura en el que su temperatura central está por debajo del rango normal para la especie. En el hombre la hipotermia se define cuando la temperatura central es inferior a 36ºC [44]. Es el resultado de un desequilibrio entre la producción y la pérdida de calor al medio ambiente. La alteración de los mecanismos termorreguladores contribuyen al desarrollo de la hipotermia. Tipos de Hipotermia [45]: I.- Inducida y II.- Accidental:

2.1. Hipotermia Inducida

Situación provocada por una pérdida excesiva de calor y/o con inhibición de los mecanismos de producción y conservación de calor. La hipotermia inducida se consigue, en la práctica, mediante medios físicos [45][46][47][48], y se emplea en cirugía para reducir la demanda tisular de oxígeno, como un método de reducir el metabolismo tisular y así proteger al organismo ante la parada circulatoria, y en general frente a la isquemia. Se emplea de forma habitual en cirugía cardíaca con circulación extracorpórea [49][50], y desde hace poco tiempo en neurociugía [51]. En el contexto de la reanimación se emplea en innumerables procesos (choque séptico [52], distress, status asmático [53], etc.) con resultados controvertidos.

2.2. Hipotermia Accidental-No intencionada

En general, se considera una enfermedad ambiental, de carácter agudo, que afecta a sujetos de cualquier edad, aunque es más frecuente en ancianos. En EEUU la mortalidad por hipotermia se ha estimado en 17 muertes por 1.000.000 de habitantes por año [54]. En el contexto quirúrgico es frecuente: se supone que un 60% de los pacientes intervenidos quirúrgicamente presentan hipotermia, que como más adelante veremos es moderada en la mayoría de las ocasiones. La etiología de la hipotermia responde a la exposición al frío [55], que en ocasiones se asocia a drogas como el alcohol [56], fenotiazinas [57][58], los anestésicos [43][44][59][60-69], endocrinopatías (diabetes, hipoglucemia, insuficiencia adrenal, panhipopituitarismo) [70][71], enfermedades del SNC (ictus, tumores cerebrales, esclerosis en placas, sección medular), enfermedades de la piel (quemados, eritrodermia, psoriasis, dermatitis exfoliativas) [72], procesos debilitantes (tumores, lupus, Hodking), traumatismos y en heridos de guerra [73][74]. La hipotermia del paciente quirúrgico (peranestésica) es el tipo de hipotermia multifactorial, que más adelante desarrollaremos con profundidad.

3. HIPERTERMIA

Según la IUPS Thermal Commission [3], la hipertermia se define como la condición de un regulador de la temperatura en el que su temperatura central está por encima del rango normal para la especie (Gk. Hyper-sobre; therme-calor). La hipertermia es el resultado de un desequilibrio entre la producción y la pérdida de calor, debido a elevación de la temperatura del medio ambiente o a producción excesiva de calor en el organismo con disipación insuficiente del mismo por fracaso de los mecanismos de liberación del calor excesivo (durante el ejercicio físico, en ambientes calurosos, medicamentos que inhiben la "perspiratio insensíbilis", etc.) [75][76].

Tipos de Hipertermia [3]: 1/ Fiebre. 2/ Golpe de Calor. 3/ Síncope por Calor. 4/Hipertermias Inducidas-Farmacológicas: Hipertermia Maligna y Síndrome Neuroléptico Maligno.

3.1. Fiebre

Según la IUPS Thermal Commission [3], la fiebre es un estado de temperatura central elevada por encima de la variación circadiana normal, que es a menudo, pero no necesariamente, parte de las respuestas defensivas de los organismos multicelulares (huésped) a la invasión de materia viva (microorganismos) o inanimada, reconocida como patogénica o extraña por el huésped. En el hombre la fiebre se define cuando la temperatura central matutina es superior a 37,2°C o cuando la temperatura central vespertina es superior a 37,7°C [75]. Es debida a un desajuste del "set-point" del centro termorregulador, como resultado de ciertos mediadores humorales ("pirógenos") o de patología neurológica (más raro). La duración y extensión de la fiebre son variables, pero rara vez se excede una temperatura límite (41°C en humanos). En ocasiones, los pirógenos son endógenos: citocinas, interleukina-1, interleukina-6, factor de necrosis tumoral (TNF) y el interferón, liberados a partir de un foco inflamatorio o de un foco de necrosis celular; mientras que en otras ocasiones, los pirógenos son exógenos: fármacos, agentes infecciosos, venenos, endotoxinas, inmunocomplejos, etc. [75][76].

3.2. Golpe de Calor

Síndrome agudo causado por una excesiva elevación de la temperatura corporal (por encima de 41°C) como resultado del fallo del sistema termorregulador durante la exposición al calor, caracterizado por un agotamiento del mecanismo de la sudoración por causa no establecida. Puede ser debido a ganancia pasiva de calor en presencia de alta temperatura ambiental con elevada humedad o a ejercicio intenso en personas no entrenadas (reclutas y deportistas no aclimatados). Es un cuadro muy grave con gran variedad de alteraciones fisiopatológicas de las funciones corporales, incluyendo alteraciones mentales y/o neurológicas, circulación hiperdinámica, síndrome purpúrico y/o hemorrágico, alteraciones hidroelectrolíticas, fracaso renal agudo, acidosis metabólica, rabdomiolisis, pancreatitis, y afección hepática, con una alta incidencia de lesión permanente o fatal [45][75-78].

3.3. Síncope por Calor

Colapso, generalmente con pérdida de consciencia, durante la exposición al calor, que ocurre por fallo en la respuesta cardiovascular. Los síntomas son similares a los del síndrome vaso-vagal (desfallecimiento): temperatura corporal normal, piel fría y grisácea, pupilas dilatadas y tensión arterial baja [75].

3.4. Hipertermias Inducidas y/o Farmacológicas

Cuadros asociados a fármacos, que suceden en pacientes susceptibles, y que son debidos a un aumento de la producción de calor y a un fracaso de los sistemas de pérdida de calor[3]. Las hipertermias inducidas son usadas, en unas pocas situaciones, como tratamiento coadyuvante. Raramente, pueden ser inducidas por la aplicación de calor, por arropamiento aislante en ambientes calurosos, por irradiación de microondas o por perfusión de órganos. La hipertermia inducida debe ser diferenciada de la fiebre inducida por la administración de pirógenos, la cual es una técnica obsoleta para producir elevaciones de la temperatura corporal en medicina con propósitos terapeúticos. Tipos de hipertermias inducidas-farmacológicas [3]: a) Hipertermia Maligna y, b) Síndrome Neuroléptico Maligno:

a)- *Hipertermia Maligna* [3][45][75][79]: Miopatía farmacogenética caracterizada por una rápida elevación de la temperatura corporal, en sujetos genéticamente susceptibles, durante la anestesia (agentes desencadenantes: inhalatorios, succinilcolina, etc.). La fatal hipertermia es el resultado de la producción de calor en el músculo esquelético y mantenida por la incapacidad de los mecanismos en la pérdida activa de calor durante la anestesia. Se complica con activación simpática, producción excesiva de lactato y acidosis, rigidez muscular, mioglobinemia, y alteraciones de la permeabilidad celular.

La hipertermia deletérea que ocurre, por ejemplo, en animales de granja y en animales voladores, debida a excitación o estrés, no es hipertermia maligna en el sentido estricto del término.

b)- *Síndrome Neuroléptico Maligno* [75][80]: Cursa con disfunción autónoma, disfunción extrapiramidal e hipertermia, tras la administración de neurolépticos potentes (sobretodo con haloperidol) que bloquean las vías dopaminérgicas de los ganglios basales y del hipotálamo. La disfunción autónoma se caracteriza por taquicardia, taquipnea, acidosis metabólica y mioglobinuria; estas pueden causar la muerte del paciente. La disfunción extrapiramidal se manifiesta por comportamiento catatónico, distonía, rigidez muscular generalizada, y pseudoparkinsonismo (ptialismo, facies inexpresiva, temblores, y bradicinesia o acinesia). El síndrome afecta más frecuentemente a adultos jóvenes, en los primeros 30 días del tratamiento, y evolucionan en 1-2 días. La temperatura puede llegar a alcanzar los 41°C y precisa de tratamiento inmediato: retirada de los antipsicóticos, tratamiento sintomático de la hipertermia con antipiréticos y medidas físicas, rehidratación y mantenimiento de la presión arterial. A pesar de haberse administrado dantroleno, bromocriptina, agonistas dopaminérgicos, etc, este síndrome tiene una mortalidad que oscila entre un 5 y un 20%. La mayoría de los pacientes se recuperan sin secuelas, pero las formas graves se pueden complicar con insuficiencia renal, embolismo pulmonar y síndrome cerebeloso secundario a la hipertermia.

ALTERACIONES DE LA TEMPERATURA CORPORAL ESPECÍFICAS DE LA ANESTESIA:

HIPERTERMIA MALIGNA E HIPOTERMIA PERANESTÉSICA

BLANCA OLMOS DE LA PEÑA
ANA OLMOS DE LA PEÑA

1. HIPERTERMIA: HIPERTERMIA MALIGNA

La hipertermia maligna (HM) [3][45][75][79] es un cuadro clínico muy grave que se caracteriza por un estado hipermetabólico del músculo esquelético, de aparición tras la administración de anestésicos inhalatorios (halotano, isoflurano, enflurano, desflurano, sevoflurano, metoxiflurano, ciclopropano, éter, etc.) y/o de un relajante muscular despolarizante, la succinilcolina. Fisiopatológicamente supone la pérdida aguda del control intracelular del calcio; su concentración aumenta en el músculo esquelético, lo que conlleva un incremento del consuno de oxígeno y de la producción de lactato. La teoría mas aceptada es que la HM está producida por la incapacidad para controlar las concentraciones de calcio dentro de la fibra muscular, y ello implica una alteración generalizada celular o subcelular de la permeabilidad de la membrana. Se ha descrito como un trastorno hereditario autosómico dominante con penetrancia variable (50% en los hijos de padres con antecedentes de HM). Existen actualmente evidencias de que se trata de un defecto de acoplamiento excitación-contracción debido a una alteración genética específica en el receptor de ryanodina (un canal de liberación o salida de calcio del retículo sarcoplásmico, cuyo locus está localizado en el cromosoma 19) o a la modificación de su función. Como consecuencia de ello el calcio intracelular aumenta 500 veces, lo que conduce a la contracción muscular sostenida, glucolisis y producción de calor. La fosforilación oxidativa se desequilibra, con inestabilidad de membrana y rabdomiolisis resultantes.

Se estima una incidencia de HM fulminante de 1 de cada 250.000 anestesias. Sin embargo, cuando sólo se consideran las anestesias en que se utilizaron agentes desencadenantes la incidencia es de 1 de cada 62.000. La incidencia de sospecha es de 1 de cada 16.000 anestesias y cuando se consideran sólo actos anestésicos en los que se utilizó anestésicos desencadenantes es de 1 de cada 4.200 anestesias.

La HM produce un espectacular aumento del metabolismo, tanto aerobio como anaerobio, que altera de forma marcada la temperatura y el equilibrio ácido-base de todo el organismo, y cuyo resultado es una intensa producción de calor (la temperatura puede superar los 43°C), de dióxido de carbono (la $PaCO_2$ puede superar los 100 mmHg) y de lactato (el pH puede ser inferior a 7,0), con acidosis respiratoria y metabólica asociadas. El signo inicial más específico y sensitivo es un aumento inexplicable de la fracción teleespiratoria de CO_2 (para una ventilación alveolar constante). Con frecuencia la hiperactividad simpática es el primer signo de este aumento del metabolismo (taquicardia, sudoración, hipertensión). En un 75% de los pacientes afectados de HM aparece rigidez de todo el organismo con espasmo trismomasetero. Además se produce un incremento de la permeabilidad muscular, con elevación del potasio sérico, calcio iónico, CPK, mioglobina y sodio sérico. Al progresar el cuadro se puede desarrollar un edema generalizado, incluido edema cerebral, coagulopatía intravascular diseminada, fallo renal y fallo cardíaco.

La CPK se eleva en el 70% de los pacientes susceptibles, por lo que su determinación en sangre proporciona una herramienta de despistaje básico (refleja la estabilidad de la membrana muscular). Si se encuentra elevada en un pariente cercano de una persona que se sabe susceptible, este paciente debe considerarse susceptible de HM sin más análisis. Si la CPK es normal, no posee valor predictivo y será necesario una biopsia muscular para estudios de contractura.

El diagnóstico definitivo requiere biopsia muscular (músculo cuádriceps) y exposición del músculo biopsiado a concentraciones crecientes de halotano-cafeína (Test de contractura con cafeína-halotano). Estos dos fármacos disminuyen el umbral de la contracción muscular, y se consideran susceptibles de HM aquellos pacientes en los que el músculo se contrae con una fuerza de más de 2 g con concentraciones menores de 2 mmol de cafeína. Son equívocos aquellos en los que aparece la contracción con cafeína o con halotano y no con ambas pruebas, pero se deben considerar como sensibles a efectos prácticos. Esta prueba tiene una especificidad del 85% y una sensibilidad del 100%.

Para el tratamiento de la HM fulminante debe seguirse el protocolo de la Sociedad Americana de Anestesiología (ASA):

1. pedir ayuda
2. interrumpir todos los anestésicos, cambiar de máquina y circuito de anestesia, e hiperventilar con oxígeno al 100% con un flujo de gases frescos elevado, al menos de 10 l/min.
3. administrar dantroleno (inhibe la liberación de calcio desde el retículo sarcoplásmico sin afectar la recaptación del mismo, por lo que altera la contracción muscular dependiente del calcio) a dosis de 2,5 mg/kg iv inicialmente y repetir hasta un total de 10 mg/kg o más si persisten los signos de HM
4. tratamiento de la acidosis metabólica (bicarbonato sódico), de la hiperpotasemia (hiperventilación, bicarbonato, glucosa iv e insulina), de las arritmias (con procaínamida, evitando los calcioantagonistas cardíacos que pueden interactuar con el dantroleno y producir hiperkaliemia), y de la hipertermia (líquidos iv refrigerados, lavados gástricos, rectales y vesicales con sueros fríos, y enfriamiento de la superficie corporal con hielo)
5. vigilancia en unidad de cuidados críticos durante 48-72 horas, monitorizando diuresis, presión teleespiratoria de CO_2, gasometría arterial y venosa, ionograma incluyendo calcemia, coagulación y volumen minuto plaquetario.

2. HIPOTERMIA PERANESTÉSICA

La hipotermia se define como aquella situación en la que la temperatura central cae por debajo de un nivel establecido. No hay una definición ampliamente aceptada de hipotermia moderada, pero entre los que estudiamos la termorregulación en el paciente quirúrgico existe el acuerdo de considerar hipotermia moderada cuando la temperatura central oscila entre 34 y 36ºC.

Durante la anestesia y la cirugía se combinan varios factores que interfieren la termorregulación normal predisponiendo al paciente a que desarrolle hipotermia; se incluyen: la abolición de las respuestas del comportamiento, la inhibición de las respuestas hipotalámicas del centro termorregulador, la reducción del metabolismo, la reducción de las respuestas efectoras, la inclusión del paciente en un ambiente térmico desfavorable, y la realización de maniobras hipotermizantes (infusión de sueros fríos, lavado de cavidades, etc.) [6][17]. La pérdida de consciencia, asociada con la anestesia general, abole totalmente las respuestas del comportamiento, que son una parte muy importante de la termorregulación porque inducen al individuo a protegerse del frío y a producir calor. Las técnicas de anestesia regional, como veremos, también alteran las respuestas del comportamiento. Sin embargo, en el caso de los pacientes no sedados, pueden sentir frío y solicitar medidas de abrigo.

2.1. Hipotermia Peranestésica durante la Anestesia Loco-Regional

La anestesia regional altera tanto los mecanismos centrales como periféricos de la termorregulación [81]. En consecuencia, la aparición de hipotermia en los pacientes sometidos a bloqueos mayores regionales (anestesia subaracnoidea y/o epidural) es bastante frecuente, y en ocasiones puede ser tan intensa como la que sucede durante la anestesia general [82]. Los pacientes que desarrollan hipotermia marcada, presentan escalofríos, lo que conlleva marcado disconfort para el paciente. Las respuestas termorreguladoras están controladas por el SNC, y son transmitidas hacia los efectores por el sistema nervioso periférico. Los mecanismos humorales, con excepción de su participación en la fiebre, tienen poca trascendencia en la termorregulación. Entonces, el bloqueo de la conducción nerviosa va a impedir la activación de los mecanismos normales de la termorregulación: por debajo del nivel de bloqueo se suprime la llegada de información térmica de la periferia al centro termorregulador, y tanto las respuestas termorreguladoras ante el calor como ante el frío se ven inhibidas (vasoconstricción, escalofríos, sudoración). La inhibición periférica de los mecanismos defensivos frente a la hipotermia es la causa principal de la hipotermia durante la anestesia regional [2].

El funcionamiento del centro termorregulador hipotalámico también se altera durante la anestesia regional. Este efecto no parece deberse a los anestésicos locales, pues no se ha demostrado que tengan un efecto directo sobre el centro termorregulador. El grado de inhibición de la termorregulación central es similar entre la anestesia subaracnoidea y la epidural. Mas bien parece, que en el mecanismo responsable entra en juego la incorrecta interpretación, por el centro termorregulador hipotalámico, de la información sensitiva térmica procedente de las áreas bloqueadas: la interpretación errónea responde a la "sensación de calor" que el paciente siente durante la fase inicial de la instalación del bloqueo anestésico [83] [84]. Además, los umbrales térmicos se han incrementado: las temperaturas centrales que disparan la vasoconstricción y/o escalofríos se han reducido en 0,5ºC, y la temperatura central que activa la vasodilatación cutánea ha aumentado en 0,3ºC [85] [86]. En la práctica clínica, el empleo habitual de sedación central con benzodiacepinas y/o opiáceos inhibe aún más las respuestas termorreguladoras, con lo que la tendencia a la hipotermia peroperatoria es mayor [87].

Durante el comienzo de la cirugía con anestesia regional, es frecuente que el paciente refiera encontrarse térmicamente confortable a pesar de encontrarse en cierto grado de hipotermia, y en un breve lapso de tiempo el paciente puede empezar con los escalofríos sin referir sensación de frío [88] [89]. La temperatura central raramente se monitoriza durante la cirugía con anestesia regional, y como los pacientes se encuentran, al menos inicialmente, térmicamente confortables, la hipotermia que frecuentemente se produce no se detecta hasta que el paciente no ingresa en reanimación.

El proceso que genera esta hipotermia es similar al que sucede durante la anestesia general [90][91]: la redistribución del calor desde el centro hacia la periferia. La inhibición periférica de la vasoconstricción cutánea por debajo del nivel cefálico de bloqueo sensitivo, impone la apertura de los lechos vasculares que están a temperatura inferior a la central, con lo que la sangre se enfría [92]. El calentamiento cutáneo en la zona del bloqueo anestésico se distribuye de forma desigual: el calentamiento de los pies oscila entre 4°C- 8ºC, mientras que en el resto (pierna, muslo, ingle) es inferior a 2ºC [93], y no se han encontrado diferencias entre los efectos termocutáneos de la anestesia epidural y la subaracnoidea, ni entre el empleo de mepivacaína o bupivacaína [94]. Además, este estado de vasodilatación cutánea se va a mantener durante todo el periodo de tiempo que dure el bloqueo anestésico, no desencadenándose la vasoconstricción cutánea termorreguladora en este periodo de tiempo [95]. Es evidente que, una vez inducida la vasodilatación cutánea, ésta va a permitir la disipación de calor al medio, luego la hipotermia va a progresar durante la cirugía. En el paciente con anestesia regional, los escalofríos son menos útiles para producir calor porque únicamente suceden por encima del nivel cefálico del bloqueo anestésico [96]. Otros factores que empeoran la hipotermia de los pacientes con anestesia regional son: la edad avanzada [97], la irrigación vesical con grandes volúmenes a temperatura ambiente, la extensión del bloqueo anestésico [84], la falta de protección térmica de las zonas cutáneas expuestas a la temperatura ambiental, y la perfusión rápida de soluciones intravenosas a temperatura ambiente para prevenir la hipotensión arterial.

2.2. Hipotermia Peranestésica durante la Anestesia General

Durante la anestesia general, el organismo únicamente puede defenderse de las condiciones ambientales más frías mediante las respuestas autonómicas controladas por el centro termorregulador. Los anestésicos, en general, inhiben la termorregulación (de forma dosis-dependiente), la vasoconstricción cutánea y los escalofríos [2]. Además, incrementan el rango interumbral (figura 2) que genera las respuestas termorreguladoras [17]: los opiáceos [87] y los anestésicos intravenosos (propofol y similares) [59] disminuyen la temperatura central que desencadena la vasoconstricción cutánea termorreguladora y los escalofríos. Los anestésicos volátiles (isoflurano [98], desflurano [99]) también producen este tipo de respuesta, pero no de forma líneal. Los anestésicos aumentan el rango interumbral que desencadena respuestas autonómicas termorreguladoras en 20 veces el rango normal de ± 0,2°C. Como resultado de este hecho, en cierto modo el paciente anestesiado se vuelve poiquilotermo, con temperaturas determinadas por el ambiente, en un rango de 4°C de las temperaturas centrales [2][17].

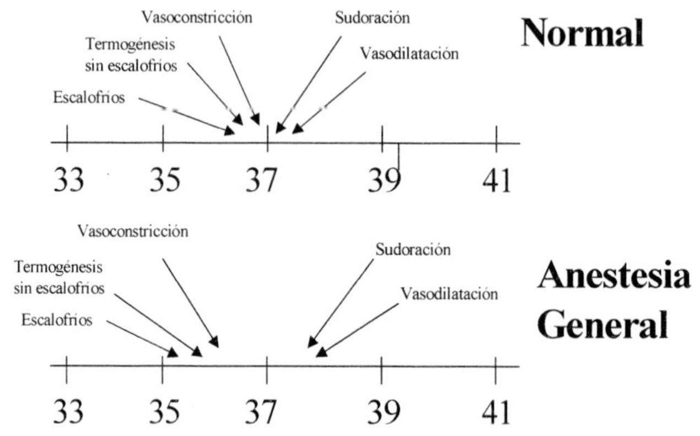

Figura 2: Esquema que ilustra los umbrales termorreguladores en seres humanos anestesiados y no anestesiados. Las líneas oblicuas señalan diferentes respuestas termorreguladoras y las líneas negras horizontales muestran la temperatura corporal central; la intersección de cada línea con la escala de temperatura es el umbral. El rango inter-umbral representa la distancia entre la primera respuesta al frío (vasoconstricción) y la primera respuesta al calor (vasodilatación). Durante la anestesia general (abajo), los umbrales para la vasoconstricción y la termogénesis sin escalofríos descienden a ≈ 34,5°C, y los umbrales para la vasodilatación y la sudoración se elevan ≈ 1°C. Por tanto, el intervalo interumbral aumenta ≈ desde 0,2°C hasta 4°C .

En opinión de Sessler [2], ya que la influencia de los distintos tipos de anestésicos es similar, parece probable que el efecto de los anestésicos sobre la termorregulación sea fundamentalmente central. El calor corporal está distribuido de forma desigual; la vasoconstricción cutánea mantiene un gradiente térmico central-periférico que oscila entre 2°C- 4°C [100]. La anestesia general reduce el umbral de vasoconstricción a un nivel inferior a la tempertatura central, inhibiendo la vasoconstricción cutánea termorreguladora [2]. La vasodilatación cutánea conlleva redistribución del calor desde el centro hacia la periferia, y la temperatura central desciende entre 0,5°C-1,5°C durante la primera hora de anestesia general [6] [100].

2.2.a. *Descripción del patrón térmico central y periférico*: La hipotermia peranestésica es el resultado de la inhibición farmacológica del control termorregulador normal, de un aumento de la pérdida de calor corporal, y en menor grado de la reducción del metabolismo. Este cuadro se desarrolla según un patrón característico, que está bien documentado, en tres fases diferenciadas [2]:

1ª/ Inmediatamente a la inducción anestésica, durante los primeros 40 minutos, sucede un rápido descenso de la temperatura central [100]. Este descenso inicial oscila entre 0,5°C-1,5°C durante la primera hora [6].

2ª/ La segunda fase se caracteriza por un descenso lento y líneal de la temperatura central [101]. Esta fase ocurre transcurrida la primera hora de anestesia e intervención quirúrgica, de forma que durante las 2-3 horas siguientes sucede un descenso de 0,5°C-1,0°C, aproximadamente [102]. Varios estudios han calculado un descenso de la temperatura central de 0,3°C/h [6][46] [103-108] y unas pérdidas netas de calor durante la anestesia entre 42 y 46 KJ/hora, que equivalen a 10-16 Calorías/hora [6][46] [106] [109-111].

3ª/ En la tercera fase, después de 3 a 5 horas de anestesia, la temperatura central tiende a estabilizarse, y la pérdida cutánea de calor se reduce. Se produce una fase plana de la temperatura central, en la que la pérdida neta de calor es mínima [112].

2.2.b. *Causas y mecanismos:*

1ª/ Inicialmente se pensó que la causa de la caída de la temperatura central de la primera fase se debía a la pérdida de calor al ambiente [60]. Pero posteriormente se fueron desarrollando estudios que mostraron que la pérdida de calor al ambiente contribuye poco al descenso inicial de la temperatura central [2][113], y que el mecanismo principal es un fenómeno de redistribución del calor central hacia la periferia [91][100][114]. La vasodilatación cutánea es uno de los efectos térmicos y cardiovasculares de la inducción anestésica [115]. La vasodilatación permite la salida del calor del compartimento central hacia el periférico, sin un intercambio neto de calor con el medio ambiente. Los anestésicos pueden causar vasodilatación mediante: un efecto directo sobre la fibra muscular lisa, por la inhibición de la liberación de sustancias vasoconstrictoras, y mediante la inhibición del simpático. Inicialmente se consideró que todos los anestésicos podían inducir vasodilatación en grado similar [116]. Si bien, desde la introducción del propofol, se ha comprobado que es un potente vasodilatador arterial y venoso, y que la disminución de las resistencias vasculares sistémicas es muy superior a la inducida por el tiopental [117]. La temperatura central no da una idea clara de la temperatura del organismo, porque el calor corporal siempre está distribuido de forma desigual; existe siempre un gradiente térmico entre el centro y la periferia que oscila entre 2°C-4°C [100]. Este gradiente centro-periferia normal, está mantenido por la vasoconstricción tónica termorreguladora [118]. Los anestésicos, al inhibir el tono normal cutáneo (vasoconstrictor), permiten la rápida redistribución del calor central hacia territorios más periféricos [100]. Así, la hipotermia por redistribución es mayor (más pronunciada) cuando el gradiente térmico es mayor (cuando se expone al paciente a un ambiente frío antes de la inducción anestésica)[119], y puede reducirse con el calentamiento cutáneo preoperatorio

[120]. Deakin ha calculado que la inducción anestésica supone un aumento del tamaño del compartimento térmico central de un 66% a un 72% (se enfria y se expande), y una disminución del tamaño del compartimento térmico periférico de un 34% a un 29% (se calienta y se contrae)[121].

2ª/ En la segunda fase de la hipotermia peranestésica, después de la primera hora de anestesia, un descenso de la temperatura central más lento y moderado sucede como resultado de un intercambio neto de calor, debido a que la pérdida de calor es superior a la producción metabólica de calor, con disipación de calor al ambiente [101] [122]. Aproximadamente, se pierde un 90% del calor a través de la piel, mediante radiación y convección; la evaporación y la conducción son mucho menos importantes. La pérdida de calor en el quirófano sucede en un 60% mediante radiación [102]. La disipación del calor en el paciente anestesiado sucede por la emisión de calor como radiación infrarroja. La transferencia de calor desde el cuerpo depende de la diferencia entre la temperatura cutánea y la superficie adyacente (paredes del quirófano, etc.). Las pérdidas por radiación infrarroja dependen del volumen del flujo sanguíneo subcutáneo y de la superficie cutánea expuesta. La evaporación es un mecanismo de pérdida de calor de importancia inferior a la radiación [102] en la hipotermia perioperatoria. En la evaporación, el paso de estado líquido a estado gaseoso consume calor. La evaporación del sudor durante la anestesia no tiene gran importancia, pero sí la evaporación de soluciones de lavado de cavidades y/o el grado de evaporación desde éstas. La diaforesis del paciente anestesiado clásicamente se interpreta como un signo de plano anestésico insuficiente. En cambio, en las salidas de la circulación extracorpórea (CEC), sucede evidente sudoración (en ocasiones, profusa) y no denota anestesia inadecuada. La sudoración profusa durante la fase de recalentamiento, después de la CEC, es la respuesta hipotalámica al recalentamiento rápido de la sangre a pesar de que el resto del cuerpo esté bastante hipotérmico [123]. La evaporación desde las serosas (pleura, peritoneo), durante las toracotomías y laparatomías, es una fuente muy importante de pérdida de calor, que se ve muy aumentada con la irrigación de líquidos fríos. En esta fase actúan otros factores que reducen la temperatura central: infusión de soluciones a temperatura inferior a la central, la ventilación mecánica con gases fríos y sin humidificadores, la apertura y exposición de cavidades corporales, la relajación neuromuscular, y la vasodilatación cutánea [109].

3ª/ En la fase plana de la temperatura central, después de 3 a 5 horas de anestesia, el cese de la disminución de la temperatura central es debido a un equilibrio entre la producción y la pérdida de calor, como consecuencia de la vasoconstricción cutánea termorreguladora [122]. Este cuadro se puede ver en pacientes en los que se hace prevención de la hipotermia, mediante aislamiento o con sistemas de recalentamiento activo. En otros, el descenso de la temperatura central se frena, en cierto modo, por el inicio de la vasoconstricción cutánea termorreguladora [59] [98] [99] (figura 3).

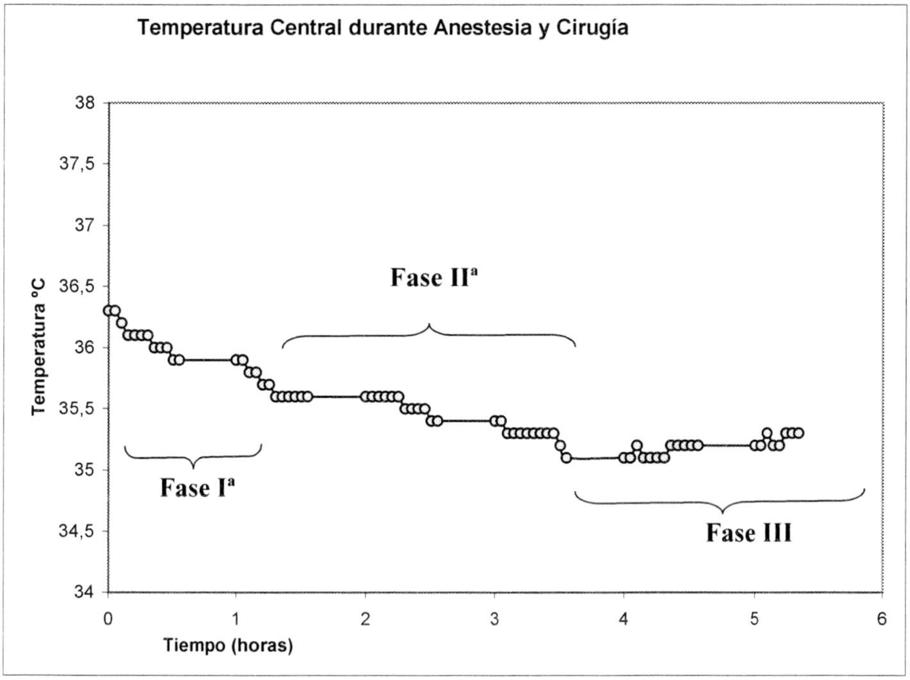

Figura 3: Patrón térmico de la temperatura central (esofágica) durante la anestesia y cirugía de larga duración. Durante la 1ª hora, desde la inducción anestésica, la temperatura desciende ≈ 1-1,5°C, aproximadamente (Fase Iª). En las horas siguientes, el descenso es más lento (entre 2-3 horas) y moderado (Fase IIª). Posteriormente, la temperatura presentará una fase plana con mínimas oscilaciones (Fase IIIª). Caso clínico de un paciente adulto sometido a anestesia para intervención de cistectomía radical.

CONSECUENCIAS DE LA HIPOTERMIA PEROPERATORIA

ANA OLMOS DE LA PEÑA
BLANCA OLMOS DE LA PEÑA

La hipotermia peroperatoria es un hecho frecuente en la práctica quirúrgica, tanto en pacientes anestesiados con anestesia general como cuando se realizan bloqueos mayores de anestesia regional (subaracnoidea y epidural), siempre que la intervención dure más de 90-100 minutos. La combinación de la alteración del centro termorregulador por las técnicas anestésicas y la exposición del paciente a un ambiente frío, hacen que el paciente presente hipotermia. Habitualmente la hipotermia peroperatoria es moderada (33°C-36°C)[35], y aparece en la cirugía de más de 2 horas de duración.

La hipotermia intraoperatoria moderada tiene efectos protectores para ciertos órganos ante la isquemia y la parada cardíaca, al reducir el metabolismo celular y el consumo de oxígeno [124], y es útil en el contexto de situaciones quirúrgicas determinadas: cirugía cardíaca con circulación extracorpórea, neurocirugía vascular cerebral, endarterectomía carotídea, con carácter experimental en la sepsis [125], y en la prevención de la hipertermia maligna[126][127]. Por lo demás, la hipotermia intraoperatoria inadvertida produce importantes efectos deletéreos, que conducen a numerosas complicaciones y a empeorar el pronóstico y resultado quirúrgico. Las complicaciones de la hipotermia peroperatoria son mayores en los ancianos y en los niños [2] [128] [129].

Al menos que la hipotermia esté específicamente indicada, la temperatura central peroperatoria debe ser mantenida por encima de 36°C; por debajo de este nivel entendemos como hipotermia moderada y hacen su aparición los efectos deletéreos de la hipotermia, que seguidamente detallamos:

1. ESCALOFRÍOS POSTANESTÉSICOS

En la fase de despertar y de recuperación de una anestesia, el paciente vivencia la hipotermia como una desagradable sensación de frío con importante disconfort y malestar [130] [131], con "escalofríos postanestésicos" [132]: se describe un suceso violento y contínuo, con movimientos involuntarios que afectan a todo o a partes de su cuerpo [133]. Los temblores aparecen en el 40% de los pacientes no calentados que se recuperan de una anestesia general [132]. El mejor método de prevención de los temblores en el periodo de recuperación, es evitar la hipotermia peroperatoria. [134]. Los temblores postanestésicos aumentan en un 40-100% el consumo de oxígeno [20], y aumentan la producción de CO_2 [135]. Tras el cese de los escalofríos, el gasto cardíaco cae de 6,8 l/minuto a 5,6l/minuto, y el consumo de oxígeno cae de 564ml/minuto a 207ml/minuto [136].

2. COMPLICACIONES CARDIOVASCULARES

La hipotermia intraoperatoria moderada determina una disminución del consumo de oxígeno por disminución del metabolismo celular, proporcionando protección contra la isquemia y la hipoxia tisular [124]. Pero la hipotermia intraoperatoria profunda (Tcentral < 34ºC) ejerce un importante efecto inotrópico negativo, con una contractibilidad y una relajación del miocardio dañada [137], produciendo bradicardia y depresión miocárdica progresiva, que conduce a una disminución del gasto cardíaco y a hipotensión [138], y a un aumento de la irritabilidad ventricular que puede determinar la aparición de arritmias, fibrilación ventricular y parada cardíaca. La hipotermia peroperatoria causa vasoconstricción periférica con aumento de las resistencias vasculares sistémicas y aumento de la presión arterial en el periodo postoperatorio inmediato por activación adrenérgica, debida a un aumento de la liberación de norepinefrina [128] [139] [140], que determina un aumento del consumo de oxígeno en el postoperatorio inmediato (pequeñas disminuciones en la temperatura corporal, entre 0,3°C y 1,2°C, están asociadas con un aumento medio del 92% en el consumo de oxígeno durante el periodo de recuperación de la anestesia [141], sometiendo a un sobreesfuerzo peligroso a pacientes con reserva cardíaca limitada, aumentando el riesgo de isquemia coronaria y de insuficiencia cardíaca en el postoperatorio: el riesgo de isquemia miocárdica postoperatoria es, casi 3 veces mayor, en pacientes hipotérmicos que en pacientes normotérmicos (36% versus 13%) [139]. Además, un 57% de los pacientes hipotérmicos desarrollan hipopotasemia en el postoperatorio, y de éstos, un 45% desarrollan complicaciones como arritmias cardíacas, fallo cardíaco, e insuficiencia de los músculos respiratorios[142] [143]. El mecanismo por el que la hipotermia aumenta la frecuencia de eventos miocárdicos desfavorables no es claro, pero la hipertensión arterial inducida por el frío en pacientes ancianos se ha asociado con el aumento de la tasa de noradrenalina circulante, lo que a su vez incrementa la irritabilidad miocárdica y la aparición de las arritmias ventriculares [140].

3. COMPLICACIONES RESPIRATORIAS

La concentración alveolar mínima (CAM) de los anestésicos inhalatorios, disminuye un 7% por cada 1°C. La temperatura fría es un depresor del sistema nervioso central, y la hipotermia aumenta la solubilidad del anestésico volátil en sangre [124]. La ventilación de los pulmones con gases húmedos fríos produce una pérdida de calor, por evaporación de agua y por calentamiento del gas inspirado, que disminuye la temperatura corporal media en 0,06°C-0,08°C [144]. La hipotermia desplaza la curva de disociación de la oxihemoglobina a la izquierda, con lo que disminuye la capacidad de los hematíes de liberar oxígeno hacia los tejidos, produciendo hipoxemia [124].

4. COMPLICACIONES HORMONALES

La vasoconstricción inducida por el frío determina disminución de la hormona antidiurética (ADH), con lo que aumenta la diuresis; esto contribuye a una hipovolemia, la cual determina hipotermia [124].

5. COMPLICACIONES METABÓLICAS

La hipotermia enlentece todos los procesos metabólicos, lo que prolonga la actividad de las drogas, el efecto de los anestésicos intravenosos, y la actividad de los relajantes musculares, retrasando el despertar del paciente [124] [145] y la recuperación postoperatoria, [146] con lo que se prolonga su estancia en la sala de recuperación [147] [148]. La hipotermia determina un balance nitrogenado negativo por aumento de la degradación de las proteínas musculares, con aumento de la excrección de nitrógeno ureíco y de 3-metilhistidina. Este fenómeno disminuye manteniendo a los pacientes normotérmicos [149] [150].

6. COMPLICACIONES HEMATOLÓGICAS Y COAGULOPATÍAS

La hipotermia aumenta el sangrado quirúrgico y la necesidad de transfusiones sanguíneas [155] [160], lo que se ha tratado de explicar por diferentes mecanismos. Entre las alteraciones de la coagulación asociadas a la hipotermia destacan:

a) Trombocitopenia por secuestro de plaquetas en el hígado: en perros hipotérmicos (con temperatura de 20°C), el recuento de plaquetas disminuyó un 10%-16% [124] [152] [153] [154] [155] [156][157].
b) Disminución de las funciones plaquetarias [158].
c) Disminución de la adhesividad y de la agregación plaquetaria [153] [155].
d) Disminución de la activación de la cascada de la coagulación [159].

La disfunción plaquetaria por hipotermia es reversible mediante recalentamiento del paciente [152] [153] [156]. Un hecho relevante de la coagulopatía de la hipotermia es que los tests habituales de la coagulación (t° de protrombina, TTPA, etc) permanecen normales. Globalmente considerada la formación del coágulo, se ha visto por tromboelastografía que la hipotermia altera más la formación del coágulo que facilitar su degeneración. Por otro lado, la vasoconstricción termorreguladora produce éstasis venoso y desaturación, que pueden contribuir a la producción de trombosis venosa profunda [151].

7. INFECCIÓN POSTOPERATORIA

Se produce por alteración directa de la función inmune y por disminución del flujo sanguíneo cutáneo, lo cual reduce el aporte de oxígeno a los tejidos, facilitando la infección de la herida quirúrgica y retrasando su cicatrización [161]. El riesgo de infección postoperatoria en pacientes sometidos a cirugía del colon aumentó de un 9% a un 27%, en el grupo de pacientes hipotérmicos. La hipotermia puede facilitar la infección postoperatoria por doble mecanismo: por un lado, por que induce el fenómeno de la vasoconstricción termorreguladora de los tejidos de la herida disminuyendo la vascularización funcional de la zona, y por otro, por la alteración de la respuesta inmune incluyendo la reducción de la producción de anticuerpos y la respuesta bactericida de los neutrófilos [163]. De forma general, además la hipotermia aumenta el catabolismo proteíco [149] y disminuye la síntesis del colágeno [162].

8. RIESGO DE MORTALIDAD

En pacientes quirúrgicos con lesiones graves y en politraumatizados, el riesgo de muerte es mayor en pacientes hipotérmicos que en pacientes normotérmicos (24% versus 4%) [73] [128] [164].

9. RETRASO DEL DESPERTAR Y CALIDAD DE LA ANESTESIA

Todos los pacientes que vivencian un despertar post-anestésico con frío, lo refieren como muy desagradable y molesto, incluso en ocasiones lo refieren como más molesto que el dolor postoperatorio; cuando ésto sucede, el anestesiólogo se siente desconcertado y desluce una anestesia que aparentemente transcurrió sin problemas, con buena estabilidad y control durante la intervención.

Los estándares de calidad anestésica deben procurar para los pacientes confort térmico durante todo el procedimiento: tanto durante la anestesia como en el despertar post-anestésico. Por este motivo, el paciente que ha desarrollado hipotermia debe mantenerse dormido/anestesiado hasta que no suceda un retorno de su temperatura central hasta niveles superiores a los 36,5-37,0ºC. Lo que aconseja, en la mayoría de las ocasiones, mantener a los pacientes anestesiados hasta que no suceda el recalentamiento central pasivo. Es evidente que la hipotermia postoperatoria retrasa el proceso de despertar post-anestésico y aumenta el coste de los cuidados postquirúrgicos inmediatos.

TABLA I

COMPLICACIONES DE LA HIPOTERMIA PEROPERATORIA.

1. Intraoperatorias:

1.1. Cardiovasculares:

Hipotensión en la hipotermia profunda.

Arritmias, fibrilación ventricular, y parada cardíaca, en la hipotermia profunda.

Reducción del inotropismo cardíaco con bradicardia en la hipotermia profunda.

Disminución del consumo de oxígeno en la hipotermia moderada.

1.2. Respiratorias:

Disminución de la CAM.

Aumento de la solubilidad de los anestésicos inhalatorios.

Desplazamiento de la curva de disociación de la oxihemoglobina.

1.3. Metabólicas:

Disminución del metabolismo de los fármacos.

Relajación prolongada.

Balance nitrogenado negativo.

1.4. Coagulopatías:

Disminución de la función plaquetaria (disminución de la agregación y adhesividad plaquetaria).

Trombocitopenia.

Disminución de la activación de la cascada de la coagulación.

Aumento del sangrado quirúrgico.

Aumento de las necesidades de transfusión.

2. Postoperatorias:

2.1. Escalofríos postanestésicos.

2.2. Disconfort térmico.

2.3. Aumento de las infecciones postquirúrgicas.

2.4. Retraso de la cicatrización de la herida quirúrgica.

2.5. Retraso en el despertar.

2.6. Prolongación de la estancia en la sala de recuperación.

2.7. Aumento del riesgo de trombosis venosa profunda.

2.8. Hormonales: disminución de la hormona antidiurética (ADH).

2.9. Cardiovasculares:

Isquemia coronaria e insuficiencia cardíaca.

Vasoconstricción con aumento de las resistencias vasculares sistémicas e hipertensión arterial.

Eventos cardíacos mórbidos y taquicardia ventricular.

Aumento de la actividad adrenérgica: aumento de la liberación de norepinefrina.

Aumento del consumo de oxígeno.

Hipopotasemia.

ACCIÓN DE LOS ANESTÉSICOS GENERALES SOBRE LA TERMORREGULACIÓN

JAVIER GONZÁLEZ DE ZÁRATE APIÑANIZ
ANA OLMOS DE LA PEÑA

Es evidente la participación de los anestésicos y fármacos coadyuvantes en la alteración de la termorregulación del paciente durante la anestesia y la cirugía. Inicialmente se desarrollaron estudios tendentes a cuantificar el grado de inhibición del centro termorregulador ante la hipotermia para cada anestésico, esto es, establecer los umbrales térmicos centrales para desencadenar: la vasoconstricción cutánea termorreguladora (VCT) y los escalofríos postanestésicos, fenómenos tardíos durante la anestesia. Posteriormente, han ido apareciendo estudios referidos a la fase inicial de la anestesia, que es cuando se desarrolla la hipotermia por redistribución térmica. Luego es importante hacer notar que la redistribución térmica es el resultado de la vasodilatación sistémica inducida por anestésicos y coadyuvantes. Seguidamente detallaremos los conocimientos actuales, referidos a la influencia de los anestésicos sobre la termorregulación y sobre sus efectos vasculares, de los fármacos de uso habitual en la anestesia general.

- Protóxido de Nitrógeno.
- Anestésicos Inhalatorios: halotano, enflurano, isoflurano, sevoflurano, desflurano.
- Anestésicos Intravenosos: Tiopental, Propofol, Etomidato.
- Opiáceos y otros analgésicos.
- Relajantes Musculares.
- Benzodiacepinas y otros coadyuvantes.

1. PROTÓXIDO DE NITRÓGENO

Es un componente gaseoso casi obligado de la anestesia general actual, sustituye al nitrógeno en la mezcla gaseosa con la que se mantiene la ventilación pulmonar del paciente, y se utiliza para mantener la inconsciencia del paciente y por sus propiedades analgésicas [165]. Induce activación simpática leve que tiende a antagonizar los efectos cardiodepresores de la mayor parte de los anestésicos volátiles utilizados en clínica, así como el descenso de la temperatura central inducida por éstos [165]. En animales de experimentación se observó que no alteraba las respuestas termorreguladoras [166], pero en humanos reduce el umbral para los escalofríos postanestésicos en 1ºC [167]. Cuando se asocia con fentanilo, ambos inhiben de forma significativa la VCT [61]. En los estudios comparativos entre sevoflurano, isoflurano y xenón: el protóxido de nitrógeno es el que menos inhibe la VCT, probablemente por su capacidad de activación del sistema nervioso simpático [168] [169].

2. ANESTÉSICOS VOLÁTILES: HALOTANO, ENFLURANO, ISOFLURANO, SEVOFLURANO Y DESFLURANO

Los anestésicos inhalatorios (AI) producen vasodilatación, tanto arterial como venosa, e inhiben las respuestas simpáticas. En la anestesia inhalatoria y en la balanceada, el papel de los AI en las alteraciones de la termorregulación es fundamental. Los AI inhiben profundamente la termorregulación: 1º/ inmediatamente de la inducción anestésica sucede un descenso de la temperatura central [62] con un efecto dependiente de la concentración alveolar, 2º/ reducen los umbrales de VCT en 2–4 ºC [43] [63] y, 3º/ inducen vasodilatación cutánea con inversión del gradiente térmico entre antebrazo y mano. La vasodilatación sistémica que inducen los AI explica la redistribución térmica y la caída de la temperatura central inmediata a la inducción anestésica; y el descenso de las resistencias vasculares sistémicas es similar con concentraciones alveolares equipotentes [170]. En cuanto a la intensidad de los cambios térmicos que generan, se han publicado datos discordantes entre el isoflurano y el enflurano [171]. El incremento de la temperatura de la superficie cutánea sucede de forma desigual, siendo más pronunciado en las manos y pies, donde la temperatura asciende entre 4°C y 5ºC [114]. El umbral para la VCT con sevoflurano y protóxido de nitrógeno está disminuido en los ancianos con respecto a los sujetos jóvenes [172].

3. ANESTÉSICOS INTRAVENOSOS: TIOPENTAL, PROPOFOL, ETOMIDATO

Los inductores anestésicos intravenosos de uso más frecuente en la práctica clínica son: el tiopental sódico, el propofol y el etomidato.

3.1. Tiopental Sódico

Desde su introducción en 1934, ha sido el inductor anestésico por excelencia [173]. El tiopental y el metohexital, son los barbitúricos más utilizados en anestesia clínica; clasificándose como de acción ultracorta porque su efecto hipnótico se disipa a los pocos minutos de su administración. La descripción de Brodie de la biodisponibilidad del tiopental y su clarificación por Prince son hitos históricos en la investigación anestesiológica [174]. Los barbitúricos tienen efectos cardiovasculares directos: con un efecto predominante de venodilatación [175]. En el sujeto sano, con dosis habituales de inducción, las resistencias vasculares sistémicas y la presión arterial apenas sufren variaciones significativas. Desde el punto de vista de las acciones del tiopental sódico sobre la termorregulación: no se dispone de estudios específicos, pero sabemos de la práctica (en la década de los 60) del denominado "test radiotermométrico del Penthotal". Este test se practicaba como predictivo de la utilidad de la simpatectomía quirúrgica, pues se sabía que la administración i.v. de tiopental sódico producía, probablemente por inhibición simpática, un aumento de la temperatura cutánea de las extremidades a los 4-5 minutos de su infusión [64]. Los efectos vasculares del tiopental sódico son un tanto controvertidos, pues se han descrito tanto acciones vasodilatadoras como vasoconstrictoras. En el ámbito experimental se ha demostrado que produce: vasoconstricción en arteriolas > 25 micras, vasodilatación en arteriolas < 25 micras, y deprime la autorregulación circulatoria [176]. Cuando induce vasodilatación, no inhibe los canales del calcio [177]. El tiopental sódico induce cambios en la perfusión de los tejidos y en su distribución: inmediatamente de su administración reduce el flujo sanguíneo a la masa muscular y al tejido graso [178], con un efecto vasoconstrictor cerebral [179]. A pesar de la aceptación clásica de los efectos venodilatadores del tiopental sódico, se ha visto que la complianza venosa del antebrazo no se modifica [180].

3.2. Propofol

Desde su introducción en 1980 en la práctica clínica el propofol ha ido desplazando al tiopental sódico como inductor intravenoso, debido a que permite su empleo como inductor y como anestésico de mantenimiento en todas las ramas de la anestesiología, con amplia aplicación en sedación monitorizada para la cirugía ambulatoria y exploraciones especiales, así como para la sedación de los pacientes críticos en Reanimación Postquirúrgica y UCI [181]. Es el único anestésico con propiedades antieméticas y buena calidad del despertar anestésico. Entre los inconvenientes destaca su capacidad para producir hipotensión arterial y bradicardia. El propofol desde el punto de vista de la termorregulación, la inhibe de forma marcada, reduciendo los umbrales para la VCT y para los escalofríos sin producir cambios en el umbral para la sudoración [59] [65] [66], incluso mucho más que los anestésicos inhalatorios. El propofol tiene un efecto vasodilatador arterial y venoso importante [182] con reducción de las resistencias vasculares sistémicas [183][184][185] [186][187], aumento de la capacitancia [188][189][190] y brusca inhibición de la actividad simpática periférica [182][191][192]. Sellgren et al. [193] observaron que la anestesia con propofol aumentaba de forma marcada el flujo sanguíneo muscular y cutáneo. Robinson et al. [194] encontraron que los efectos vasculares del propofol son similares a los de la denervación simpática tras el bloqueo del ganglio estrellado.

3.3. Etomidato

El etomidato es un anestésico intravenoso potente, de corta duración (la t½ es de 2-4 min.), que se presenta para su administración en forma de sulfato disuelto en propilénglicol. Desde los primeros estudios en humanos en 1972, se comprobó que a dosis de 0,2-0,3 mg/kg no producía efectos significativos cardiovasculares ni respiratorios [195]. El inconveniente del etomidato es que la inducción anestésica se acompaña de actividad mioclónica por inhibición de las estructuras subcorticales, que obliga a la premedicación previa con midazolam o fentanilo, para que las mioclonias no hagan su aparición [196]. El etomidato tiene mínimos efectos hemodinámicos cardiovasculares, debido a que preserva el tono del sistema nervioso simpático [182]: la presión arterial media se reduce un 10%, las resistencias vasculares sistémicas un 12% y la frecuencia cardíaca puede aumentar un 10% [197], a pesar de lo cual es el agente de elección para el paciente con inestabilidad hemodinámica o reserva cardiovascular disminuida. No disponemos de estudios que analicen los efectos específicos de la inducción anestésica con etomidato sobre la termorregulación.

4. OPIÁCEOS Y OTROS ANALGÉSICOS

Los opiáceos inhiben la termorregulación: el fentanilo solo o asociado al protóxido de nitrógeno inhibe las respuestas termorreguladoras en humanos [61][67], y es de suponer que el alfentanilo, el sufentanilo y congéneres desarrollen efectos similares.

El fentanilo tiene un efecto vasodilatador dosis-dependiente [198] y atenúa el tono central simpático[68] [69]. Por este motivo, el fentanilo puede inducir cierto grado de vasodilatación cutánea por un efecto vasodilatador menor y por la inhibición del tono simpático vasoconstrictor.

La morfina, experimentalmente, induce hipotermia por un mecanismo GABAérgico, que se potencia con flumazenil [199]. La morfina induce vasodilatación arteriolar y venosa bien por acción directa, por inhibición simpática, así como por la liberación de histamina [200]. El fentanilo y congéneres (sufentanilo, alfentanilo, etc) no liberan histamina y mantienen la estabilidad hemodinámica, pero tras su administración puede suceder hipotensión resultante de un efecto dosis-dependiente sobre la fibra muscular lisa arteriolar, de la inhibición simpática o de ambas [201][202], sobretodo en los pacientes con alto grado de estimulación simpática.

El tramadol es un analgésico de uso frecuente en el postoperatorio; su empleo supone cambios leves de la termorregulación, siendo muy poco probable que su empleo induzca hipotermia [203].

5. RELAJANTES MUSCULARES

Los relajantes musculares son fármacos casi obligados de la anestesia general actual, que se emplean para facilitar la intubación endotraqueal, la ventilación mecánica y las maniobras quirúrgicas durante la intervención. La influencia de la hipotermia sobre los relajantes musculares ha sido ampliamente estudiada: potencia a los relajantes musculares esteroideos (pancuronio, rocuronio, vecuronio, pipecurio) y benzolisoquinólicos (atracurio, cisatracurio, mivacurio) en intensidad y duración, retrasando su metabolización y aclaramiento, altera la interpretación de la monitorización de la función neuromuscular, y la hipotermia local retrasa la velocidad de la recuparación del bloqueo [204][205]. No disponemos de datos sobre el grado de reducción en la producción de calor metabólico que supone la relajación muscular durante la anestesia. Ciertos relajantes musculares producen vasodilatación: la tubocurarina y el atracurio, al inducir la liberación de histamina, pueden desarrollar vasodilatación y crisis de enrojecimiento cutáneo. Mientras que el pancuronio, por su efecto vagolítico, induce taquicardia y aumento de las resistencias sistémicas [206]. El vecuronio y el rocuronio no liberan histamina y no inducen cambios hemodinámicos de interés [207][208].

6. BENZODIACEPINAS Y OTROS COADYUVANTES

El empleo de benzodiacepinas (BZD) en la práctica anestésica actual es muy frecuente; siendo el midazolam la más utilizada. Experimentalmente se ha demostrado que las BZD producen hipotermia [209][210]. En los estudios desarrollados en humanos, el midazolam altera la vasoconstricción cutánea termorreguladora induciendo redistribución térmica dosis-dependiente, tras su administración i.m. [211].

La atropina influye sobre la termorregulación : evita el descenso térmico de la inducción anestésica con midazolam [212], aumenta el umbral térmico central para la sudoración [213] y favorece la aparición de los escalofríos postanestésicos [214].

La Nifedipina 12 horas antes de la cirugía redujo la hipotermia perioperatoria por redistribución, presumiblemente por disminuir el gradiente de temperatura "centro-periferia", mientras que la administración de Nifedipina inmediatamente antes de la inducción anestésica agravaba la hipotermia perioperatoria por redistribución [215].

ESTUDIO DE LA INFLUENCIA DE LOS INDUCTORES ANESTÉSICOS EN LA HIPOTERMIA DE LA INDUCCIÓN ANESTÉSICA:

ESTUDIO COMPARATIVO ENTRE PROPOFOL, TIOPENTAL Y ETOMIDATO

ANA OLMOS DE LA PEÑA
JAVIER GONZÁLEZ DE ZÁRATE APIÑANIZ

Como hemos repasado anteriormente, la anestesia general altera la termorregulación y conduce al paciente a una situación de hipotermia. Las maniobras quirúrgicas, la ventilación mecánica, la infusión de soluciones intravenosas a temperatura ambiente y las condiciones ambientales habituales del quirófano, hacen que los gradientes térmicos entre el ambiente y el paciente aumenten, y se sumen a la influencia de la anestesia en la génesis de la hipotermia.

La mayoría de los anestésicos inhiben la termorregulación, al reducir la sensibilidad del centro termorregulador para generar respuestas protectoras (vasoconstricción cutánea, escalofríos, etc.), pero esta inhibición es un hecho tardío. El descenso de la temperatura central inmediato a la inducción anestésica se ha explicado mediante la redistribución del calor desde el centro hacia la periferia. Pero se ha infravalorado el papel de la vasodilatación cutánea en el descenso inmediato de la temperatura central durante los primeros minutos de la inducción anestésica [2][113].

Nosotros estamos interesados en el estudio de la influencia de la anestesia sobre la termorregulación y en el estudio de los mecanismos de la hipotermia peranestésica. En un estudio preliminar, observamos como la respuesta inmediata que se generó tras la inducción anestésica con propofol/fentanilo/vecuronio fue la vasodilatación marcada de los dedos de las manos; una respuesta fisiológica del organismo desencadenada frente a la hipertermia o durante el ejercicio físico. Esto nos sugirió que el efecto vasodilatador de los inductores anestésicos (por mecanismo directo o indirecto) podía determinar el grado de hipotermia de distribución asociado a cada inductor anestésico.

En nuestra opinión, cada inductor anestésico tiene un efecto vasodilatador que determina el grado de redistribución del calor y el grado de hipotermia de la inducción anestésica.

De acuerdo con todo lo anterior, hemos tratado de comprobar la hipótesis por la que: el comportamiento de la temperatura central, durante el periodo inmediato a la inducción anestésica, se ve influido por el grado de vasodilatación cutánea asociada a cada tipo de inductor anestésico intravenoso. Para lo cual, hemos comparado los efectos térmicos centrales y cutáneos sobre el miembro superior, así como los efectos fotopletismográficos, entre los tres inductores anestésicos intravenosos de uso más frecuente en la práctica clínica actual: el tiopental sódico, por ser el inductor clásico y de referencia; el propofol, por su amplia utilización; y el etomidato, por estar desprovisto de los efectos depresores hemodinámicos y cardiovasculares de los anteriores. Pensamos que será de utilidad para los anestesiólogos y para los profesionales que estudien el proceso de la homeotermia, así como para los licenciados que decidan profundizar en esta línea de investigación.

1. MATERIAL

1.1. Pacientes

Previo informe y autorización del Comité Ético de Investigación del Hospital Clínico Universitario de Valladolid, hemos realizado nuestro estudio en una muestra de 60 pacientes consecutivos, adultos, que cumplían los Criterios de Inclusión y no incurrían en Criterios de Exclusión (ver mas adelante).

1.2. Termometría Cutánea y Central

1.2.a. *Termómetro:* Hemos utilizado un termómetro electrónico digital de amplia utilización para la termometría en el quirófano. El monitor tiene dos canales, funciona con baterías, y permite la medición digital contínua, mediante dos sondas térmicas, de la temperatura cutánea, así como la medición de la temperatura central y ambiental. Su calibración es automática y registra un rango de temperaturas entre 1° y 50° C, con una discriminación de $0{,}1^{\circ}$C. El error de la medición es de $\pm 0{,}01^{\circ}$ C.

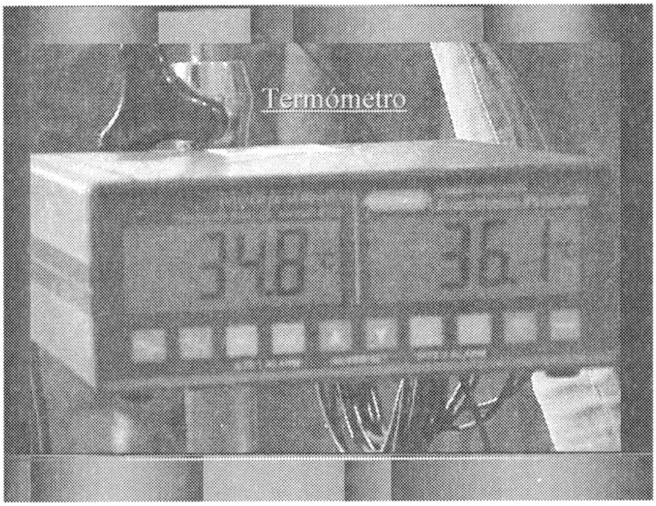

1.2.b. *Sondas térmicas cutáneas:* Se han utilizado sensores térmicos adhesivos desechables que contienen un sensor térmico colocado entre una fina capa adhesiva hipoalergénica y otra capa de espuma que aisla al sensor del ambiente. Su superficie es de 2 cm^2 y se mantiene conectada al termómetro de forma contínua.

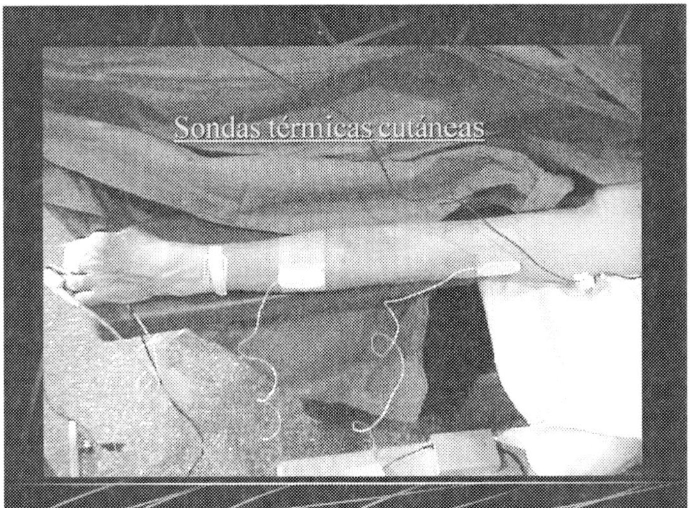

1.2.c. *Sonda térmica esofágica:* Hemos utilizado una termosonda-estetoscopio esofágica desechable con sensor térmico en el extremo distal, para la medida de la temperatura central. Esta sonda, además de medir la temperatura, permite identificar la zona de máximos ruidos cardíacos, asegurando su colocación correcta en el tercio inferior del esófago, que es la zona más estable y que térmicamente se corresponde con la temperatura central [216]. Su longitud es de 46 cm y se mantiene conectada al termómetro digital de forma contínua.

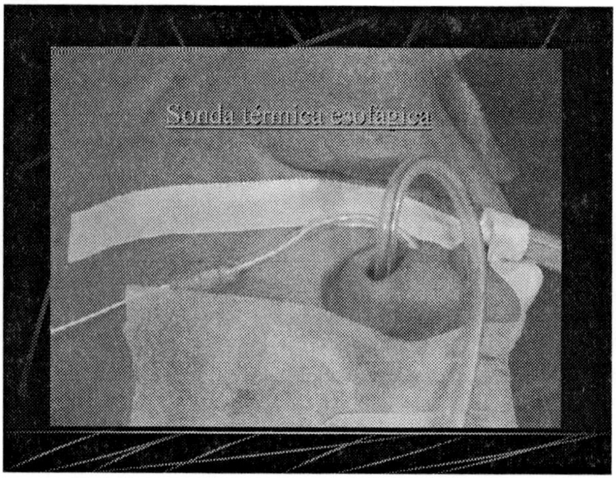

1.3. Fotopletismografía Digital

En nuestro estudio, la valoración del flujo sanguíneo digital se realizó con un Doppler-Fotopletismógrafo bidireccional portátil con registro de papel, y con una sonda digital para la medición de la amplitud de la onda del pulso distal. Los cambios de la amplitud de onda fotopletismográfica se miden en unidades propias (mV/V de intensidad de emisión/absorción). El fotopletismógrafo dibuja la curva del flujo digital, señalando la amplitud y la frecuencia de pulso en dígitos sobre un papel a 25 mm/s (figura 4). Un rango de mediciones de la amplitud fotopletismográfica inferior a 2-3 mV/V se corresponde con vasoconstricción cutánea digital, mientras que valores superiores a 8 mV/V indican vasodilatación moderada. Cifras superiores a 10 mV/V sugieren vasodilatación intensa.

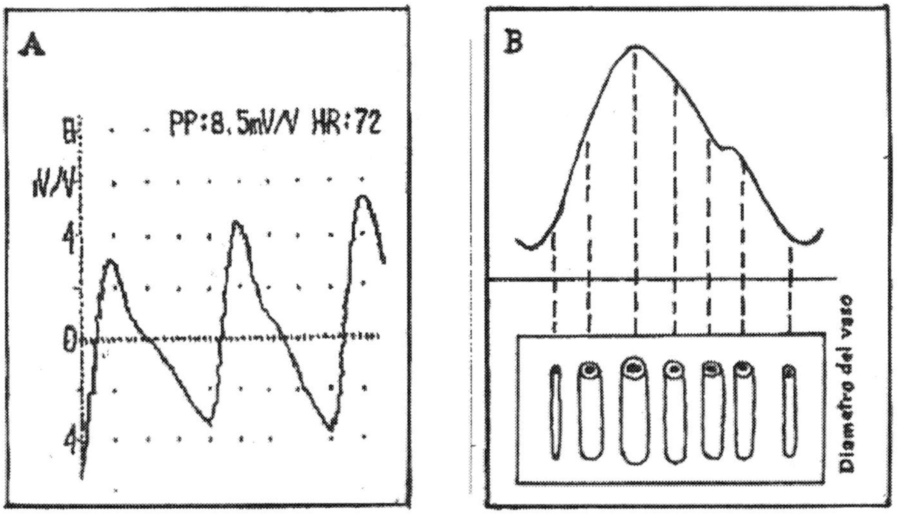

Figura 4: A. Registro normal con la sonda de fotopletismografía en el primer dedo de la mano. En el registro de papel queda impreso el valor de la amplitud de la onda (PP) y la frecuencia cardíaca (HR). **B.** Relación de la amplitud de la onda obtenida con el diámetro de los vasos digitales.

1.4. Para la Administración y Monitorización Anestésica

1.4.a. *Monitorización Electrocardiográfica, de la Presión Arterial, Pulsioximetría-Saturación Arterial de Oxígeno (SpO_2):* Se realizó con un monitor multicanal, de marca Hewlett Packard, modelo 78354 C, que se aplica como monitorización de rutina a todos los pacientes anestesiados.

1.4.b. *Monitorización de la Concentración de Anhídrido Carbónico Espirado (CO_2), Oxígeno (O_2), Protóxido de Nitrógeno (NO_2) y Anestésicos Volátiles y Mecánica Ventilatoria:* Se midieron de forma contínua con un monitor (Ohmeda 5250 RGM) que posee registro de todos estos parámetros.

1.4.c. *Intubación endotraqueal:* Se emplearon tubos endotraqueales con neumotaponamiento de baja presión Hi-Contour^{TM} (Mallinckrodt® Medical, Inc.).

1.4.d. *Ventilación Mecánica Controlada:* Los pulmones fueron ventilados con un ventilador Ohmeda 7800 Excel 210 SE, manteniendo normocapnia, con niveles de CO_2 que oscilaron entre 34 y 36 mmHg P_{CO2} espiratoria final.

1.4.e. *Inductores anestésicos intravenosos:* Los inductores anestésicos utilizados en la realización de este estudio fueron: el Tiopental Sódico (Tiobarbital®, Laboratorios Braun Medical) que se presenta en ampollas de 0,5 g. y de 1 g. que se disolvieron con 10 ml y 20 ml de suero fisiológico, respectivamente, para obtener una concentración de 5 mg/ml y que se administró a dosis de 5 mg/kg; el Propofol (Dipriván®, Laboratorios Abbott) que se presenta en ampollas de 20 ml a una concentración de 10mg/ml y que se administró a dosis de 3 mg/kg; y el Etomidato (Hypnomidate®, Laboratorios Janssen-Cilag) que se presenta en ampollas de 10 ml a una concentración de 2 mg/ml y que se administró a una dosis de 0,3 mg/kg.

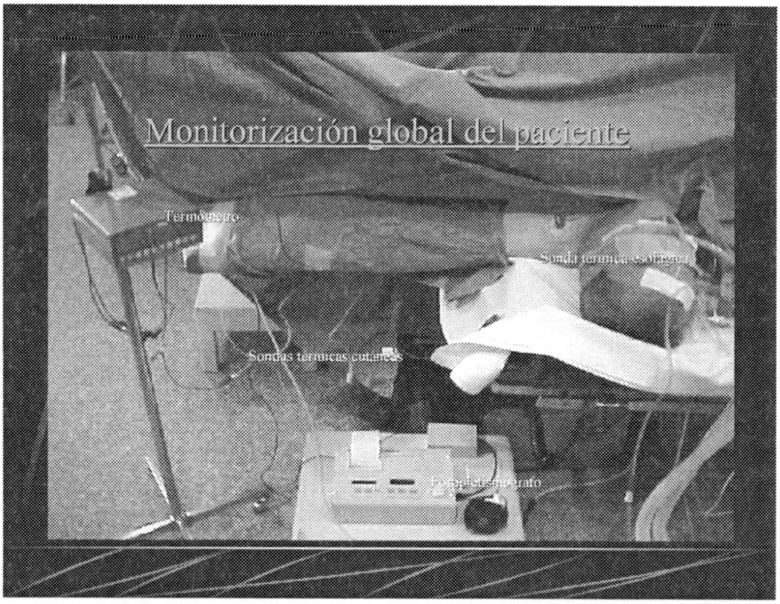

2. MÉTODOS

2.1. Informe de la Comisión de Investigación. Consentimiento Informado

El estudio contó con la aprobación de la Comisión de Investigación Clínica del Hospital Clínico Universitario de Valladolid y el Consentimiento Informado Escrito de todos los pacientes.

2.2. De selección y aleatorización de los pacientes en grupos

Los 60 pacientes seleccionados cumplían unos criterios previamente establecidos:

a).- *Criterios de Inclusión*:

1.-Pacientes adultos voluntarios, de ambos sexos, de edades comprendidas entre los 17-75 años, no fumadores, sanos que desarrollaban vida normal inmediatamente antes de la intervención.

2.-Programados para cirugía general electiva

3.-Con estado físico grado I según la clasificación de la Sociedad Americana de Anestesiología: ASA-I.

4.-Consentimiento Informado Escrito para participar en el estudio, tras haber sido informados del procedimiento a realizar en la Consulta Preanestésica.

b).- *Criterios de Exclusión*:

1.-Fumador o ex-fumador, u otras drogadicciones.

2.-Ingesta de medicación de forma crónica

3.-Padecer Diabetes Mellitus, Hipertensión Arterial, Embarazo, Enfermedad Tiroídea, Síndrome de Raynaud, Vasculopatía Periférica, Enfermedad Neurológica o Miopatía, Obesidad (Peso > 20% del límite superior para su altura), y/o Fiebre Preoperatoria.

4.-Recibir perfusiones intravenosas o nutrición parenteral.

5.-Referir sensación de frío o de calor previamente a la inducción anestésica.

6.-Cirugía de Urgencia.

7.-Pacientes Traumatológicos.

c).-*Evaluación Preanestésica*: todos los pacientes tuvieron un encuentro preoperatorio con el anestesiólogo, en el que se les informó acerca de la anestesia, en el que se hizo una valoración médica (historia clínica, exploración física, y pruebas de laboratorio) de su estado físico y mental, y en el que se obtuvo la autorización firmada. La asignación consecutiva aleatoria de los pacientes a los grupos, se realizó mediante el cálculo informatizado de una lista mediante el programa M.A.S. de Muestreo y Asignación Aleatoria de Tratamientos (versión 2.1) de Glaxo-Wellcome CQC. Los pacientes fueron asignados de forma aleatoria en tres grupos, atendiendo al agente inductor anestésico intravenoso utilizado: G-I (Propofol, n=20), G-II (Tiopental, n=20), y G-III (Etomidato, n=20). Se elaboró una Hoja de Registro de Datos y Constantes Clínicas que fue utilizada con cada uno de los pacientes que participaron voluntariamente en el estudio.

2.3. Protocolo de Termometría y Anestesia

En todos los casos se ajustó el termostato ambiental del quirófano a una temperatura de 20°C-22°C. En el quirófano, previa identificación del paciente y previas comprobaciones preoperatorias, se procedió a insertar una cánula intravenosa en la vena antecubital medial del brazo derecho para la administración de drogas y para la infusión de solución de Ringer Lactato (2 ml min^{-1}). La temperatura de la perfusión intravenosa osciló entre 20°C y 22°C. Se realizó aplicación de los sistemas de monitorización de rutina: electrocardiografía de tres derivaciones, medida de la presión arterial y control de la pulsioximetría digital. A continuación, se procedió a realizar la monitorización de las temperaturas cutáneas mediante aplicación de las sondas térmicas y de la sonda del fotopletismógrafo.

Las sondas térmicas cutáneas fueron colocadas:

1/- en el lado palmar del dedo índice de la mano izquierda.

2/- en el lado radial del antebrazo izquierdo, entre la muñeca y el codo.

3/- en el lado externo del brazo izquierdo, entre el hombro y el codo. El sensor del fotopletismógrafo fue colocado en el lado palmar de la falange distal del dedo pulgar de la mano izquierda. Posteriormente, la extremidad superior izquierda del paciente fue cubierta con un paño quirúrgico.

Ninguno de los pacientes que participó en el estudio recibió premedicación anestésica. Antes de la inducción anestésica se preguntó a todos los pacientes si sentían frío o calor: en caso afirmativo se excluyó al paciente del estudio. Tras la aplicación de los sistemas de registro se procedió a los registros basales hemodinámicos, térmicos y fotopletismográficos. Tras preoxigenación se indujo la anestesia: con tiopental (5 mg kg^{-1} i.v.), fentanilo (0,1 mg i.v.) y vecuronio (0.1 mg kg^{-1} i.v.) en el grupo G-I; con propofol (3 mg kg^{-1} i.v.), fentanilo (0,1 mg i.v.) y vecuronio (0,1 mg kg^{-1} i.v.) en el grupo G-II; y con etomidato (0,3 mg kg^{-1} i.v.), fentanilo (0,1 mg i.v.) y vecuronio (0,1 mg kg^{-1} i.v.) en el grupo G-III. Se procedió a la intubación endotraqueal, y los pulmones fueron ventilados en normocapnia. Una vez realizada la intubación endotraqueal, se colocó la sonda térmica-estetoscopio esofágica para monitorizar la temperatura central en cada paciente. Se identificó la zona de ruidos cardíacos máximos, asegurándonos así de que la sonda fue colocada en el tercio inferior del esófago. El mantenimiento de la anestesia se realizó con óxido nitroso en oxígeno ($FiO_2 \geq 0,35$), y fentanilo (100 µgr, a los 10 min de la IA); no se administraron anestésicos volátiles durante el periodo de estudio (20 minutos desde la IA). La intervención quirúrgica comenzó 20 minutos después de la inducción anestésica, cuando el estudio había sido completado. Los pacientes no fueron calentados activamente durante la anestesia, y el aislamiento se limitó al habitual con una sábana quirúrgica. Todos los datos fueron recogidos a intervalos de 5 minutos, comenzando inmediatamente antes de la inducción anestésica hasta los 20 minutos posteriores a la inducción anestésica. En el caso de la temperatura central, se consideró la 1ª medición (Basal) la inmediata a la colocación de la sonda esofágica, y las restantes coincidieron en el tiempo con las realizadas en el miembro superior.

2.4. Análisis Estadístico de los datos

El análisis estadístico de los datos fue realizado con la ayuda del programa de estadística SPSS (Stadistical Package for Social Sciences) versión 8.0, con licencia para la Unidad de Investigación del Hospital Clínico Universitario de Valladolid. Para comprobar la normalidad de las variables se aplicó el test de Kolmogorov-Smirnov. El objetivo del análisis es detectar las variaciones significativas de las temperaturas y de la amplitud de la onda fotopletismográfica medidas, durante los momentos del estudio, mediante contraste simple respecto al valor basal en cada grupo (intragrupo), así como la comparación entre grupos. Para contrastar la hipótesis cuando la variable no se comporta según un patrón normal, se empleó el test de Anova de Friedman, y para comprobar entre qué parejas de las variables existen diferencias significativas se realizó el contraste con el test de la T de Wilcoxon por cada pareja a comparar. Para las variables paramétricas o con distribución normal, se utilizó el test de Anova para medidas repetidas, y para conocer entre qué grupos hay diferencias significativas se aplicó el test de Scheffé. La esfericidad se evaluó mediante el test W de Maulchy. Los contrates simples aplicados incluyen: con esfericidad asumida, Greenhouse-Geisser, Huynh-Feldt y el de Límite Inferior. Las pruebas no paramétricas utilizadas en el análisis de la comparabilidad entre los grupos fueron: el test de Chi-cuadrado de Pearson para el sexo y el test de Kruskal-Wallis para la fotopletismografía digital. En todos los casos se ha considerado un nivel de significación estadística cuando la probabilidad de error era menor del 5% ($P < 0.05$).

3. RESULTADOS

3.1. Análisis del Comportamiento Intragrupo

3.1.1-Grupo Propofol

3.1.1.a.-Temperatura Central: La temperatura central en el grupo I (Propofol) experimentó un descenso significativo de 0,39 ± 0,2°C en el periodo de estudio, ya evidente a partir de los 5 min de la IA(P< 0.05).

3.1.1.b-Temperatura Cutánea: Dedo, Antebrazo y Brazo

3.1.1.b.1.-Dedo: La temperatura cutánea del dedo, en el grupo I (Propofol), experimentó un aumento significativo de 7,1± 2,1°C en el periodo de estudio, ya evidente a partir de los 5 min de la IA (P< 0.0001).

3.1.1.b.2.-Antebrazo: La temperatura cutánea del antebrazo, en el grupo I (Propofol), experimentó un aumento significativo de 1,4 ± 1,4°C en el periodo de estudio, ya evidente a partir de los 5 min de la IA (P< 0.05).

3.1.1.b.3.-Brazo: La temperatura cutánea del brazo, en el grupo I (Propofol), experimentó un aumento significativo de 1,0 ± 1,0°C en el periodo de estudio, ya evidente a partir de los 10 min de la IA (P< 0.005).

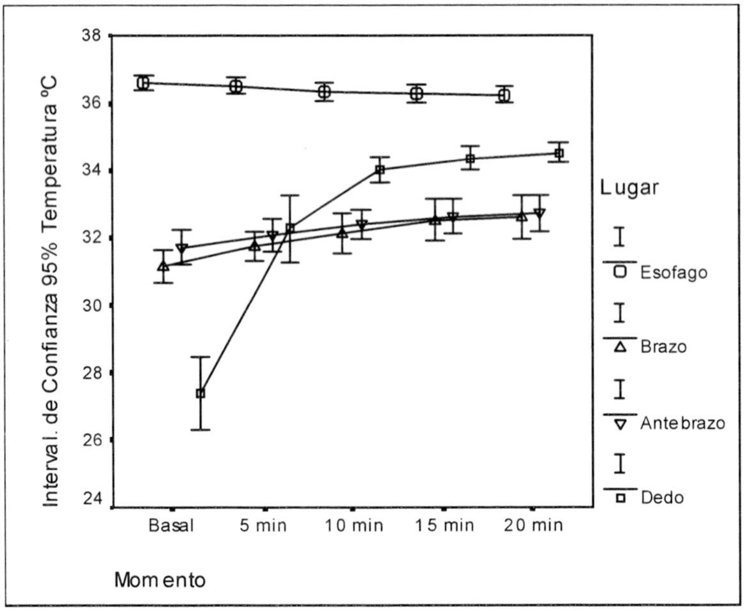

3.1.1.c.-Fotopletismografía Digital: ya desde los 5 min de la IA, sucede un aumento significativo de la AOFP (P< 0.001), con un incremento de 10,0 ± 3,6 mV/V en el periodo de estudio (20 min.).

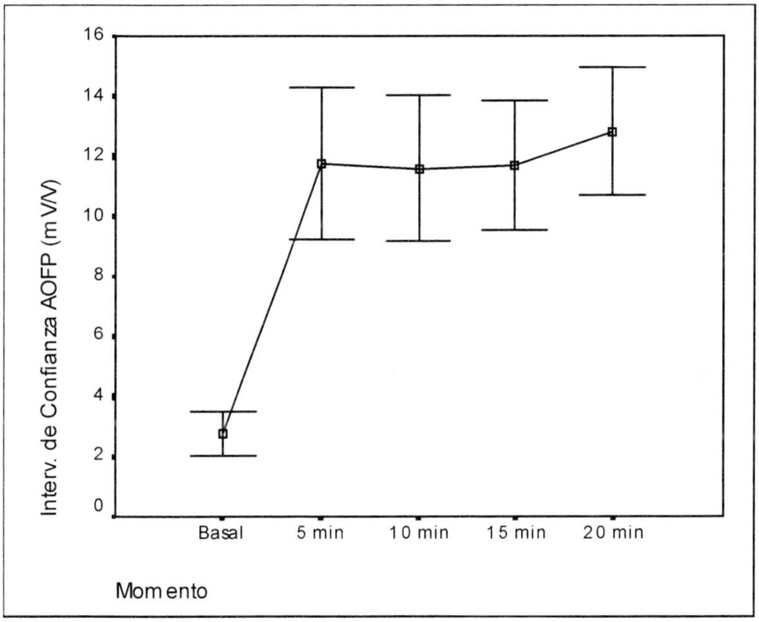

3.1.2.-Grupo Tiopental

3.1.2.a.-Temperatura Central: La temperatura central en el grupo II (Tiopental) experimentó un descenso significativo de 0,35 ± 0,2°C en el periodo de estudio, ya evidente a partir de los 5 min de la IA(P< 0.001).

3.1.2.b.-Temperatura Cutánea: Dedo, Antebrazo y Brazo

3.1.2.b.1.-Dedo: La temperatura cutánea del dedo, en el grupo II (Tiopental), experimentó un aumento significativo de 6,7 ± 3,2°C en el periodo de estudio, ya evidente a partir de los 5 min de la IA (P< 0.0001).

3.1.2.b.2.-Antebrazo: La temperatura cutánea del antebrazo, en el grupo II (Tiopental), experimentó un aumento significativo de 0,7 ± 0,9°C en el periodo de estudio, a partir de los 10 min de la IA (P< 0.05).

3.1.2.b.3.-Brazo: La temperatura cutánea del brazo, en el grupo II (Tiopental), experimentó un aumento significativo en los minutos 5, 15 y 20 del estudio. El incremento a los 20 min. fue de 0,7 ± 1,3°C (P< 0.05).

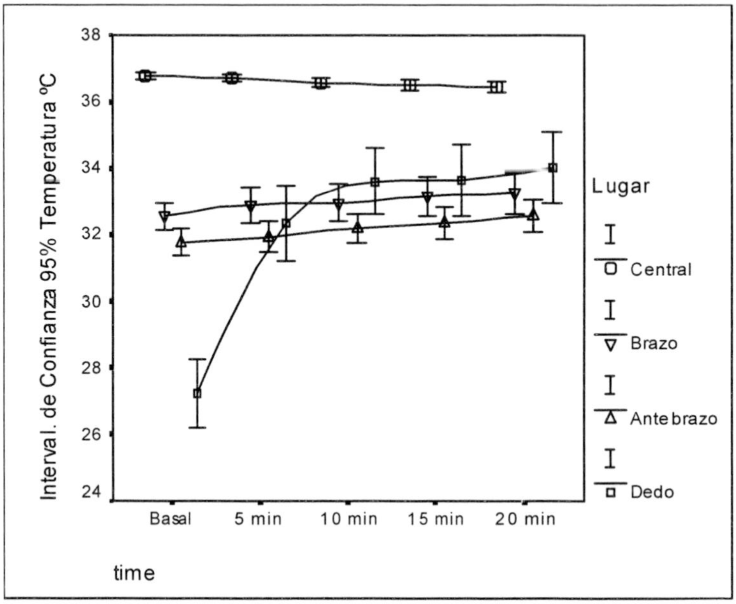

3.1.2.c.-Fotopletismografía Digital: El ANOVA de Friedman y las comparaciones realizadas con la T de Wilcoxon confirman que ya desde los 5 min de la IA, sucede un aumento significativo de la AOFP ($P< 0.001$), con un incremento de $9,7 \pm 5,2$ mV/V en el periodo de estudio (20 min.) ($P<0,000$).

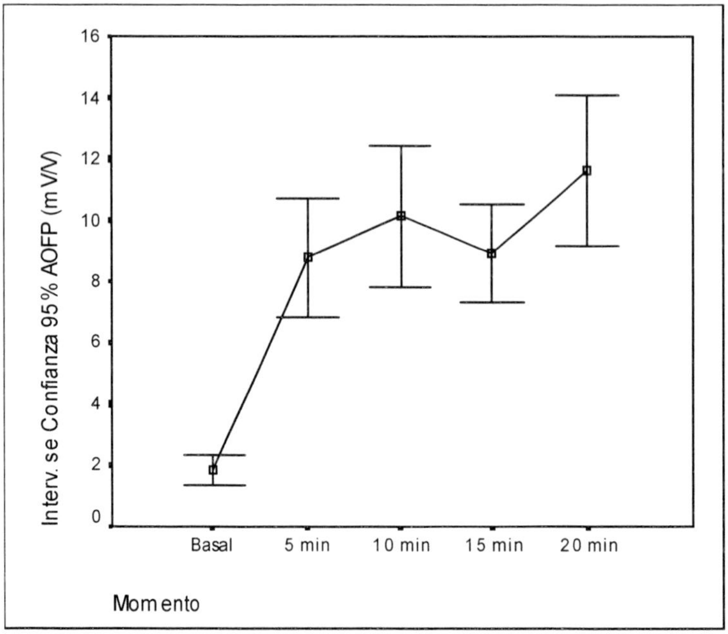

3.1.3.-Grupo Etomidato

3.1.3.a.-Temperatura Central: La temperatura central en el grupo III (Etomidato) no experimentó variaciones significativas desde la IA.

3.1.3.b.-Temperatura Cutánea: Dedo, Antebrazo y Brazo

3.1.3.b.1.-Dedo: La temperatura cutánea del dedo, en el grupo III (Etomidato), experimentó un aumento significativo de 1,3 ± 2,4°C a los 10 min (P< 0.05), que aumentó a 2,5 ± 2,9°C a los 15 min. (P<0.001) y a 3,4 ± 3,1°C a los 20 min.(P<0.0001) de la IA.

3.1.3.b.2.-Antebrazo: La temperatura cutánea del antebrazo, en el grupo III (Etomidato), experimentó un aumento significativo de 0,72 ± 1,0°C en el periodo de estudio (P< 0.05), a partir de los 10 min desde la IA (P< 0.05).

3.1.3.b.3.-Brazo: La temperatura cutánea del brazo, en el grupo III (Etomidato), experimentó un aumento significativo de 0,66 ± 0,62°C (P< 0.001), ya evidente desde los 5 minutos desde la IA. (P< 0.05).

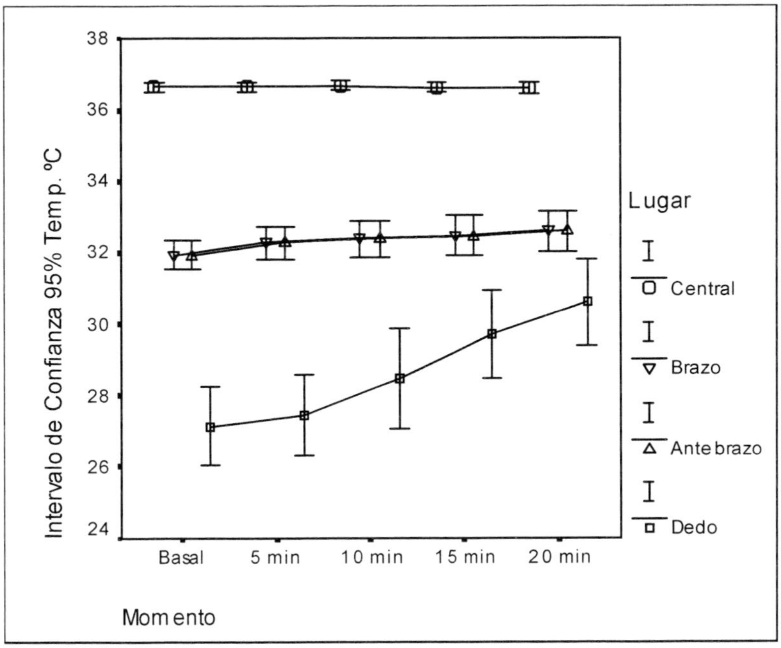

3.1.3.c.-Fotopletismografía Digital: El ANOVA de Friedman y las comparaciones mediante la T de Wilcoxon confirman que a partir de los 10 min de la IA, sucede un aumento significativo de la AOFP (P< 0.05), con un incremento de 4,6 ± 8,6 mV/V en el periodo de estudio (20 min.) (P<0,002).

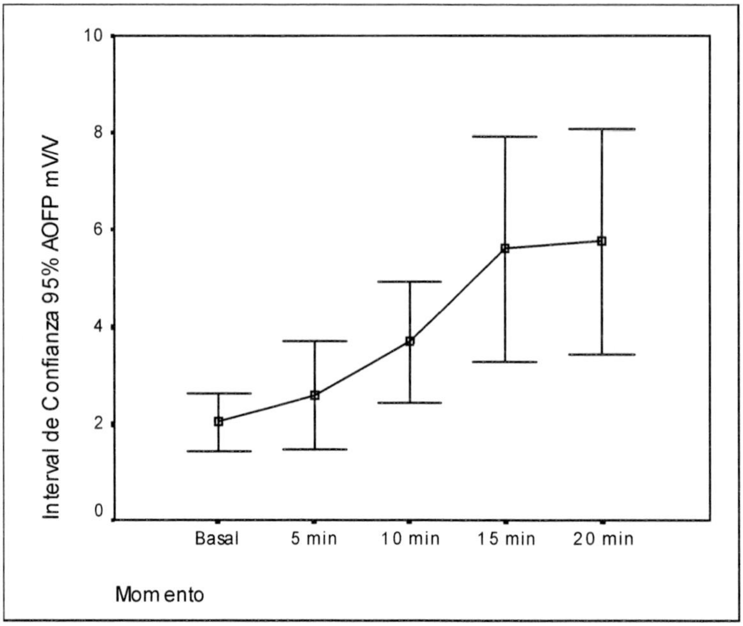

3.2. Análisis de comparación para cada variable entre los grupos

3.2.a.-Temperatura Central: el comportamiento de la temperatura central en el grupo III (Etomidato) se diferenció de forma significativa (P< 0.05) respecto al grupo I (Propofol) a los 10 y 20 min de la IA. El grupo II (Tiopental) presentó valores intermedios entre los grupos I y III en estos momentos de medición.

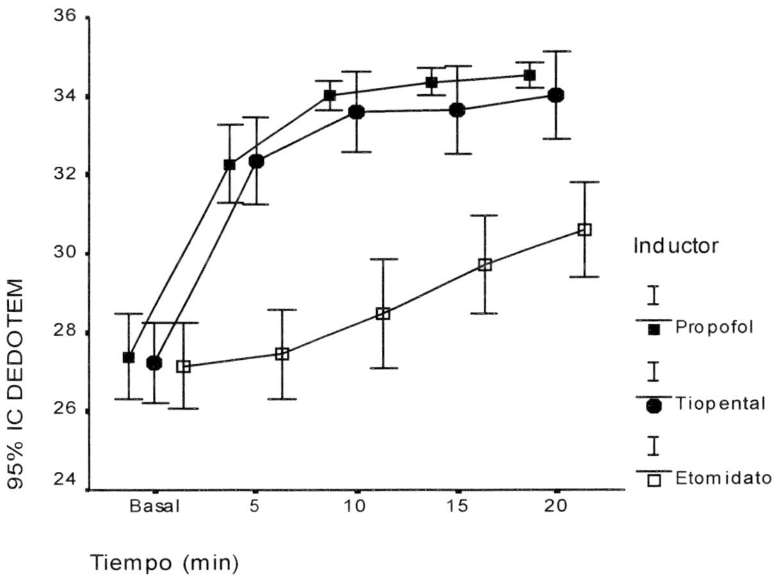

3.2.b.-Temperatura Cutánea en el Dedo: la temperatura en el dedo en el grupo III (Etomidato) se diferenció de forma significativa (P< 0.001) respecto a los grupos I y II (Propofol y Tiopental) a partir del momento de los 5 min. en todo el periodo de estudio. El G-III (Etomidato) se diferencia de forma significativa de los grupos G-I y G-II (Propofol y Tiopental) desde el momento: 5 min al momento: 20 min. No encontramos diferencias en el comportamiento de la temperatura del dedo entre los grupos Propofol y Tiopental durante los momentos de estudio.

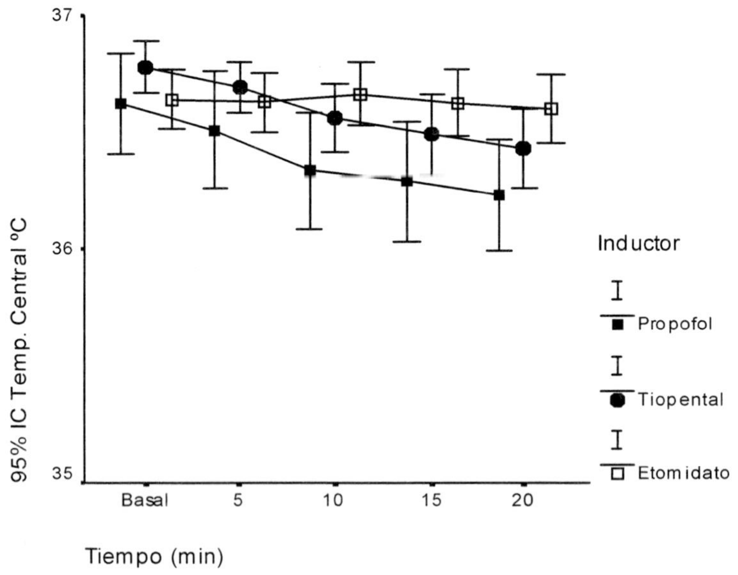

3.2.c.-Temperatura Cutánea en el Antebrazo: No se han encontrado diferencias entre las temperaturas del antebrazo a lo largo del tiempo entre los grupos.

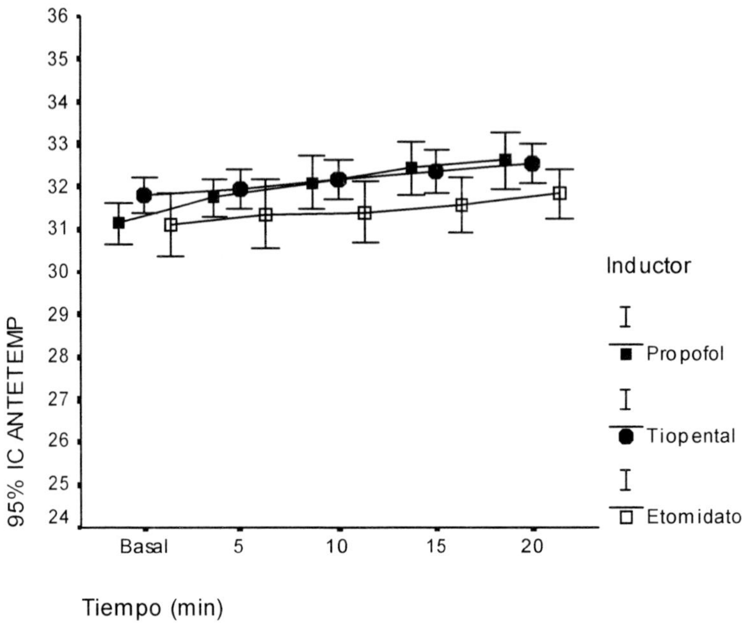

3.2.d.-Temperatura Cutánea en el Brazo: No se han encontrado diferencias entre las temperaturas del brazo a lo largo del tiempo entre los grupos.

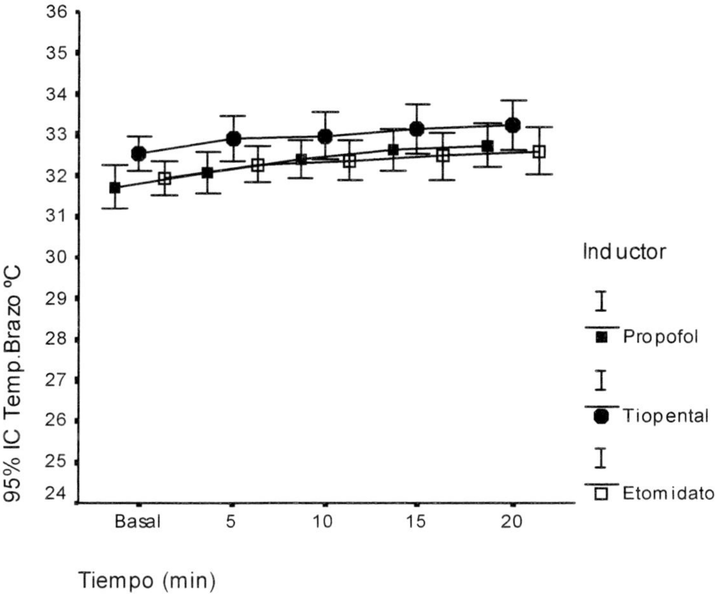

3.2.e.-Amplitud de la Onda Fotopletismográfica: El análisis de las variaciones de la amplitud de la onda de fotopletismografía entre los grupos, y atendiendo a cada momento, presenta diferencias significativas (P< 0.004) en el grupo III (Etomidato) respecto a los grupos I y II (Propofol y Tiopental). No hemos encontrado diferencias en el comportamiento entre los grupos I y II (Propofol y Tiopental).

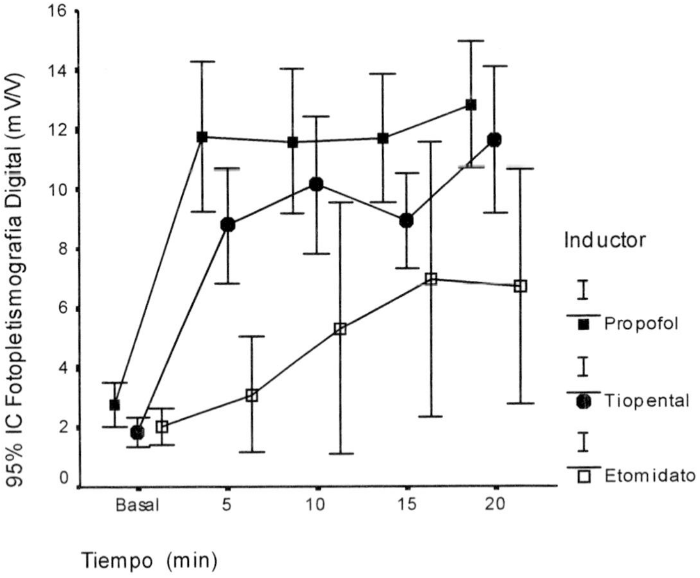

4. DISCUSIÓN

Los principales hallazgos de nuestro estudio ponen de manifiesto que la inducción anestésica con propofol, tiopental sódico y etomidato induce un aumento de la temperatura cutánea del miembro superior, pero distribuido de un modo desigual: el aumento de la temperatura en el brazo y en el antebrazo es muy inferior al aumento de la temperatura en los dedos, donde la vasodilatación cutánea con el propofol y el tiopental sódico es mucho más marcada que con el etomidato, y también ponen de manifiesto que el etomidato no induce el descenso de la temperatura central que sucede con el tiopental o el propofol.

El principio físico de la fotopletismografía digital fue descrito por HERTZMAN y SPEALMAN en 1937 [218]: se basa en el comportamiento que sigue un haz de luz infrarroja cuando incide y se refleja sobre el flujo sanguíneo, generando un voltaje que es proporcional a la cantidad de sangre circulante, y transformando, en un registro de onda [219], las variaciones en la absorción de los rayos infrarrojos sincrónicas con el pulso arterial de la circulación sanguínea cutánea del dedo [220], de forma que existe muy buena correlación entre la amplitud de la onda fotopletismográfica y el flujo sanguíneo de los dedos de la mano [221] [222]. Las variaciones del flujo sanguíneo digital son similares entre los diferentes dedos[223]; de acuerdo con esto, la recogida simultánea de la temperatura cutánea en el extremo del dedo índice y la fotopletismografía en el dedo pulgar, indican el mismo hecho, pero teniendo en cuenta que las variaciones de la amplitud de la onda fotopletismográfica siempre preceden a las variaciones de la temperatura del dedo[224], es decir, que los cambios fotopletismográficos son inmediatos, mientras que los cambios en la temperatura empiezan a manifestarse más lentamente.

La fotopletismografía digital permite la cuantificación de las respuestas simpáticas, pues las variaciones del tono simpático inducen cambios importantes en la circulación sanguínea digital (vasoconstricción/vasodilatación) que se traducen en variaciones del registro fotopletismográfico de los dedos [224], lo que permite su empleo en anestesiología clínica [225] para: medir la frecuencia del pulso y las variaciones de la amplitud de la onda del pulso (vasodilatación/vasoconstricción digital); detectar las respuestas del sistema nervioso autónomo ante situaciones de "estrés", ansiedad, miedo o dolor que producen un descenso importante de la amplitud de la onda fotopletismográfica [224][226], cuantificar el efecto de los anestésicos sobre la circulación cutánea [227], realizar el test de Allen, diagnosticar los estados de vasoespasmo arterial y de denervación de las extremidades, y evaluar el bloqueo simpático. En el sujeto no anestesiado existe una buena correlación entre la actividad simpática cutánea y el flujo sanguíneo cutáneo valorado mediante pletismografía de pulso [228] que mide el volumen del flujo sanguíneo cutáneo [229]. No son muchos los estudios que hayan analizado el fenómeno de la hipotermia de redistribución de la inducción anestésica atendiendo, especialmente, a los cambios de la temperatura cutánea distal (de los dedos). Los primeros estudios que compararon el grado de pérdida de calor con diferentes técnicas anestésicas (general vs epidural) y entre anestésicos (éter, halotano, fentanilo, ketamina y protóxido de nitrógeno) no encontraron diferencias, con excepción de la ketamina y del éter. En los anestesiados con ketamina no se alteró la termorregulación, pero en niños sometidos a cirugía facial bajo anestesia con éter se comprobó hipertermia. El éter es un anestésico que sólo se emplea en anestesia del animal de experimentación y no tiene interés en anestesia en humanos. La ketamina tiene un empleo bastante restringido en la actualidad (exploraciones especiales en anestesia pediátrica y para el paciente en estado de "shock"), pero es probable que por su capacidad de estimulación simpática mantenga el tono vasoconstrictor cutáneo y no induzca la apertura de las anastomosis arteriovenosas termorreguladoras [103] [109] [230] [231] [232]. En los estudios de Sessler y colbs. sobre termorregulación y anestesia, se ha llamado la atención en el fenómeno de la vasoconstricción cutánea termorreguladora, en el grado de inhibición que provocan los anestésicos y en el fenómeno de la redistribución térmica de la inducción anestésica [2][[12-14] [17] [25] [26][36][37][43] [59][61][63][65][66] [81][83][84] [85] [86] [87][88] [89] [91] [92] [96][97][98][99][100][101][113][114] [119][122][123] [127][130][131] [144] [145] [146][161][162][163][168][169][172][203]. En su opinión, la anestesia general reduce el umbral de vasoconstricción a un nivel por debajo de la temperatura central actual del paciente e induce la apertura de las anastomosis arterio-venosas termorreguladoras; la redistribución del calor desde el centro a la periferia reduce la temperatura central en 0,5°-1,5°C [6][100], pero la pérdida de calor desde el cuerpo hacia el ambiente contribuye muy poco a este descenso inicial[2][113]. Nuestra observación (en un estudio preliminar), de que tras la inducción anestésica con propofol –un potente inhibidor del simpático–, sucedía el inmediato calentamiento de las manos, nos sugirió la idea de comparar sus efectos con el tiopental –inductor de referencia– y con el etomidato –anestésico que mantiene las respuestas simpáticas–. Nuestros resultados parecen indicar que cuando no sucede el calentamiento cutáneo de los dedos, no se objetiva el descenso de la temperatura central.

De acuerdo con todo lo anterior, creemos que el comportamiento de la temperatura central –durante el periodo inmediato a la inducción anestésica- se ve influido por el grado de vasodilatación cutánea asociada a cada inductor anestésico, lo que en cierta medida está en contra de lo afirmado por Sessler.

Deakin [121], atendiendo a mediciones de la temperatura central y cutánea media (que no incluía la temperatura de los dedos) sobre 6 pacientes, concluyó que durante la inducción de la anestesia general con propofol, el compartimento central se enfriaba como resultado de su expansión, mientras que el compartimento periférico se calentaba a la vez que se contraía. Sus resultados nos han llamado la atención en tanto que siendo similares en los cambios de temperatura central (0,63 ± 0,32°C en 20 min.), ignoran el calentamiento rápido y marcado de los dedos (entre 6°C y 7°C) que hemos encontrado en nuestro estudio. El calor que el organismo emite al medio ambiente por la vasodilatación cutánea, en este caso desde los dedos, no lo puede recuperar, y es evidente que sin un aumento en el metabolismo celular, repercutirá en un descenso de la temperatura central. En nuestro estudio, al igual que Sessler et al. [114] hemos observado un aumento de la temperatura cutánea de la extremidad superior, que fue mucho mayor en los dedos que en el antebrazo y brazo, inmediatamente después de la inducción de la anestesia general. El aumento de la temperatura cutánea digital, tras la inducción anestésica, es debido a una vasodilatación cutánea [115] demostrable mediante fotopletismografía digital: inmediatamente después de la inducción anestésica sucede un aumento de la amplitud de la onda fotopletismográfica (AOFP), que indica una vasodilatación cutánea de los dedos. Esta vasodilatación supone la reversión de un estado de vasoconstricción digital cutánea, que es el estado habitual de la circulación vascular cutánea. No obstante, parece razonable suponer que esta vasoconstricción cutánea se deba a un cierto grado de ansiedad o aprensión del paciente previo a la anestesia y a la intervención quirúrgica, pues la vasoconstricción digital se ha comprobado de forma constante en los pacientes no premedicados, que se encontraban ansiosos, mientras esperaban ser anestesiados; a diferencia de los pacientes que habían sido premedicados con haloperidol (5 mgr. i.m. 1 hora antes de la inducción anestésica), que permanecían tranquilos y presentaban vasodilatación digital [226]. El miedo, la ansiedad y el estrés producen estimulación simpática que induce vasoconstricción cutánea digital [224].

La única estructura vascular de la dermis de los dedos, bajo control nervioso alfa-adrenérgico, que puede explicar un aumento brusco de la temperatura cutánea digital son los "glomus", canales de Sucquet y Hoyer o también llamados "anastomosis o fístulas arterio-venosas termorreguladoras" (FAVT) [223] [233] [234] [235] [236] [237].

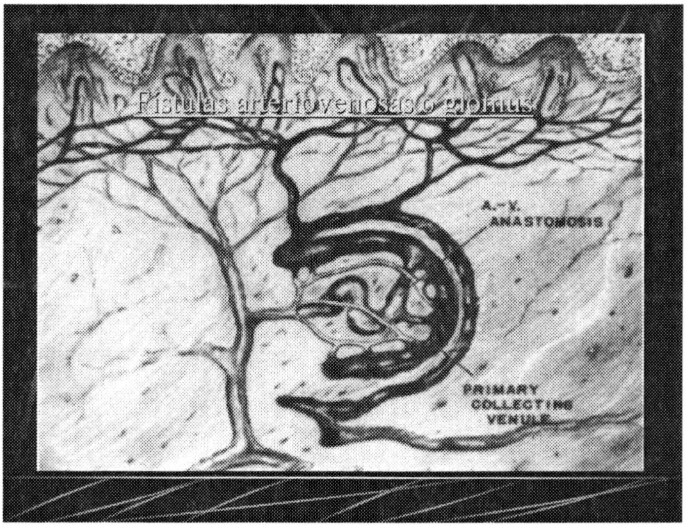

Braverman et al. [238] demostraron que en la piel existen dos tipos de microcirculación sanguínea: a)- una red capilar superficial nutricia, responsable de la perfusión tisular, y b)- las fístulas arteriovenosas, responsables de la regulación de la temperatura. El flujo a través de las FAVT está controlado por reflejos específicos termorreguladores, mientras que el flujo capilar está afectado fundamentalmente por la temperatura local [239]. Las FAVT son unas estructuras vasculares que participan en el sistema termorregulador y que responden al control hipotalámico: frente a la hipertermia se abren, se calientan los dedos y aumenta la pérdida de calor al medio ambiente; frente a la hipotermia se cierran y se reduce, de forma drástica, la pérdida de calor al medio ambiente [240]. Se piensa que las FAVT están inervadas por el sistema nervioso simpático vasoconstrictor y vasodilatador, y que el nivel de flujo sanguíneo cutáneo depende de la competición entre estos dos sistemas [241]. La estimulación y el bloqueo simpático cierran o abren, respectivamente, las "anastomosis" de forma rápida, y según el gradiente térmico ambiente-mano sucede o no sucede disipación del calor al medio ambiente, independientemente del método utilizado (respuestas fisiológicas al frío o al calor, shock, hipotensión profunda, hipovolemia, anestésicos generales, anestesia regional, alfa-bloqueantes, sedantes, antiserotoninérgicos, etc.). Las FAVT se encuentran principalmente en la superficie palmar de las manos y de los pies, en los labios, en la base de la nariz y en los lóbulos de las orejas. Son unas estructuras vasculares especializadas que, sin interposición de capilares, conectan una arteriola con una vénula. Cuando se abren, causan un gran aumento del flujo sanguíneo hacia los plexos venosos subcutáneos (la capacidad de flujo sanguíneo a través de los canales de Sucquet-Hoyer se ha estimado como 10.000 veces superior al de los capilares, comparando un canal de 100 µm y un capilar de 10 µm, de manera que cuando se abren los canales de Sucquet-Hoyer el flujo hacia los senos venosos es tan superior que el flujo capilar cutáneo se hace insignificante [242]), produciendo un calentamiento de la zona o un aumento de la pérdida de calor desde el área. Las FAVT tienen unas fuertes capas musculares inervadas por fibras nerviosas vasoconstrictoras simpáticas que segregan norepinefrina [40][234]. A temperatura corporal normal el tono vasoconstrictor simpático mantiene las FAVT casi totalmente cerradas, pero cuando el cuerpo se calienta o cuando inducimos bloqueo simpático, el número de impulsos simpáticos disminuye enormemente y las FAVT se dilatan y permiten el flujo de grandes cantidades de sangre caliente hacia los plexos venosos [243].

La vasodilatación cutánea se explica por las acciones farmacológicas y los efectos termorreguladores de las distintas drogas anestésicas. La inducción de la anestesia general, por un mecanismo directo sobre el músculo liso de los vasos sanguíneos y/o mediante un efecto indirecto (por mecanismos humorales o por inhibición de los sistemas vasoconstrictores), tiene efectos vasodilatadores y altera el control termorregulador central, inhibiendo la vasoconstricción termorreguladora tónica central [43] [63][100]. Como la vasodilatación cutánea sucede, principalmente, en la piel donde hay FAVT (manos y pies), cuyas paredes están inervadas por fibras alfa-adrenérgicas [244], debe existir una pérdida del tono simpático inducida centralmente por la inducción anestésica [245]. La inducción anestésica fue practicada con anestésicos y dosis habituales en la práctica diaria. El propofol [59][65][66][182][191][192][194] y el tiopental sódico [64] inhiben la actividad vasoconstrictora simpática sobre la circulación periférica. El etomidato [197] preserva el tono simpático vasoconstrictor [182]. El fentanilo reduce el tono central simpático [61][67][68][69] y tiene un efecto vasodilatador dependiente de la dosis administrada [198]. El fentanilo se administró a dosis bajas, pero incluso en estas dosis puede inducir cierto grado de vasodilatación cutánea, más por inhibición del tono vasoconstrictor simpático-cutáneo que por un efecto vasodilatador directo. El vecuronio tiene mínimos efectos cardiovasculares, incluso cuando se administra en dosis elevadas, y no libera histamina [207]. En el grupo del propofol y del tiopental sódico, la vasodilatación y el aumento de la temperatura cutánea digital, tras la inducción anestésica, se produjeron de forma abrupta (desde los 5 min. de la inducción anestésica) e intensa. Los resultados de los 10 min. iniciales muy probablemente se deban a la acción combinada del propofol con el fentanilo y del tiopental sódico con el fentanilo, ya que los tres producen inhibición de la actividad simpática periférica; pero en los 10 min. siguientes, es poco probable la acción de unos fármacos con vida media corta, por lo que la vasodilatación y el calentamiento cutáneo son atribuibles a la dosis de fentanilo administrada para el mantenimiento de la anestesia, el cual inhibe el tono simpático vasoconstrictor. En el grupo del etomidato, la vasodilatación y el aumento de la temperatura cutánea digital, tras la inducción anestésica, se produjeron de forma moderada y tardía (a los 10 min. de la inducción anestésica); es decir, se comprobó un patrón diferenciado en dos periodos: un primer periodo, durante los 10 primeros minutos (las acciones centrales y cutáneas se deben al etomidato), en el que la inducción anestésica con etomidato no conllevó aumento de la temperatura cutánea digital, hecho atribuible a que el etomidato preserva el tono simpático vasoconstrictor [182], y un segundo periodo (las acciones centrales y cutáneas no son debidas al etomidato, pues su $t_{1/2}$ es ultracorta, de 2-5 min. [195]), que se manifestó con vasodilatación lenta y calentamiento moderado, efectos atribuibles a la dosis de fentanilo administrado para el mantenimiento de la anestesia, el cual produce un cierto grado de vasodilatación cutánea por inhibir el tono simpático vasoconstrictor. La inducción anestésica con etomidato se acompañó de actividad mioclónica en cuatro pacientes, que es uno de los inconvenientes del etomidato cuando se administra sin premedicación con midazolam o fentanilo [196]. En el paciente anestesiado con etomidato, durante la laringoscopia y la intubación endotraqueal, puede producirse un descenso marcado, pero transitorio, de la amplitud de la onda de fotopletismografía digital por vasoconstricción digital refleja [245], debida a que el etomidato preserva la actividad nerviosa simpática [182].

Atendiendo a los resultados anteriores, no estamos de acuerdo con la opinión de Nijboer y Dorlas [245] de que la vasodilatación cutánea de los dedos es independiente del agente de inducción utilizado, ni con la opinión de Sessler [2] y de Altura B. et al. [116] de que todos los anestésicos producen vasodilatación cutánea en grado similar. Una vez que se produce la vasodilatación, ésta podría mantenerse durante todo el periodo del estudio (20 min.) cuando sólo se administró una dosis de anestésico i.v. de corta duración, lo cual es explicable por dos mecanismos:

1.- Los pacientes permanecieron anestesiados, y no creemos que experimentaran ningún tipo de estrés que estimulase el sistema nervioso simpático inhibido previamente por el inductor anestésico intravenoso.

2.- Se administró fentanilo para el mantenimiento de la anestesia (100 μgr. a los 10 min. de la IA), el cual produce inhibición del tono simpático vasoconstrictor.

Diversos estudios [59] [98] [99] [246] han demostrado que la vasodilatación de los dedos permanecerá hasta que suceda la "vasoconstricción cutánea termorreguladora" como mecanismo de respuesta hipotalámico al descenso de la temperatura central (cuando la temperatura central disminuya por debajo de aproximadamente 35°C). La temperatura no es uniforme en el cuerpo; consecuentemente, las temperaturas medidas en cada zona del cuerpo tienen significados, fisiológicos y prácticos, diferentes [36]. El menor aumento de la temperatura cutánea en el antebrazo y en el brazo comparado con el intenso aumento de la temperatura cutánea en el dedo, después de la inducción anestésica, puede ser explicado atendiendo a la distribución anatómica de las FAVT. Estudios anatomofisiológicos de la microcirculación de la piel [247][248] han demostrado que existen dos plexos horizontales dérmicos, uno situado a 1,0-1,5 mm por debajo de la piel y otro en la unión dermo-subcutánea. Ambos plexos están comunicados por una arteriola ascendente y una vénula descendente. Las estructuras vasculares de la piel de la mano son distintas que las de la piel del antebrazo, y en la piel del antebrazo y del brazo existe una disminución de las estructuras vasculares cutáneas [240]: las FAVT están prácticamente ausentes en el antebrazo [240], y en la piel del antebrazo la separación de las arteriolas ascendentes es marcada (de 1.7 mm), de manera que aproximadamente un 20% de 1 cm^2 de área cutánea puede ser considerada avascular [241] [247]. A causa de esto, los incrementos térmicos en el antebrazo y en el brazo son menores y son debidos a una vasodilatación de las arteriolas ascendentes.

Numerosos trabajos muestran que la inducción de la anestesia general [59][87] [59][98][99] altera la termorregulación e induce rápidamente hipotermia por redistribución del calor central hacia la periferia. El compartimento térmico central se expande y se enfria, mientras que el periférico se calienta y se contrae (calculado por Deakin [121]): el compartimento térmico central aumenta de un 66% antes de la inducción anestésica a un 71,2% de la masa corporal a los 20 min. de la inducción anestésica; con un descenso de la temperatura central similar al encontrado en nuestro estudio.

En opinión de Sessler et al [144]: la disminución de la temperatura central, después de la inducción anestésica, es debida a que la inducción anestésica inhibe el tono simpático vasoconstrictor [59][64][65] [66], lo que produce un estado de vasodilatación sistémica que determina una redistribución del calor del compartimento central al compartimento periférico [91] [100][114], que justifica la disminución de la temperatura central y el aumento de la temperatura cutánea de las manos (y probablemente de los pies) [100][109], siendo trivial la vasodilatación cutánea con aumento de la pérdida de calor al medio ambiente[2] [113]. Nuestros resultados, tras la inducción anestésica con propofol y tiopental, son muy llamativos, tanto por su intensidad (aumento de la temperatura cutánea de los dedos entre 6°C - 7°C), como por la duración del estado de vasodilatación cutánea (todo el periodo de estudio), lo que en cierto modo, supone una contradicción a lo afirmado por Sessler, para quien este suceso es trivial.

Según Ikeda [118], incluso un breve periodo de vasodilatación cutánea produce una disminución de la temperatura central. En nuestro trabajo hemos observado que la vasodilatación cutánea no es un proceso breve, pues se mantiene a lo largo de todo el periodo de estudio, y según diversos trabajos [59] [98] [99][246], la vasodilatación de los dedos permanece durante toda la cirugía hasta que sucede la vasoconstricción termorreguladora.

De acuerdo con todo lo anterior, nosotros, al igual que Guillaume et al. [249], pensamos que la vasodilatación cutánea de las áreas distales de la periferia, donde hay FAVT, puede ser un mecanismo importante en la redistribución del calor desde el centro hacia la periferia.

En nuestro estudio, la inducción anestésica con propofol y tiopental conllevó una disminución de la temperatura central, probablemente debida a que estos inductores anestésicos inhiben el tono simpático vasoconstrictor, produciendo apertura y vasodilatación de las FAVT con aumento del flujo sanguíneo cutáneo [243], lo que conlleva una redistribución del calor del compartimento central al compartimento periférico, que conduce a una disminución de la temperatura central y a un aumento de la temperatura cutánea, con aumento de la pérdida de calor al medio ambiente, el cual no puede ser recuperado por el organismo, lo que contribuiría a disminuir la temperatura central. Al contrario, la inducción anestésica con etomidato no conllevó variaciones significativas de la temperatura central: pensamos que es debido a que el etomidato no inhibe en tono simpático vasoconstrictor [182], de forma que las FAVT no se abren, no se vasodilatan, y no se produce redistribución del calor desde el centro a la periferia, lo que no conlleva una disminución de la temperatura central ni un aumento de la temperatura cutánea de los dedos, y consecuentemente no se pierde calor al medio ambiente.

El conjunto de nuestros resultados apoya que la vasodilatación cutánea es uno de los efectos secundarios térmicos que sucede durante la inducción de la anestesia general, que la mayor parte del calor del organismo se pierde al medio ambiente mediante radiación desde la piel, que el flujo sanguíneo cutáneo es el mecanismo más efectivo de control de esta transferencia de calor, y que posiblemente el grado de hipotermia de redistribución de la inducción anestésica se relacione con la capacidad de inhibición simpática de los anestésicos o con la técnica anestésica utilizada. No obstante, es preciso la cuantificación de los cambios térmicos cutáneos y centrales en estudios futuros, pues no sabemos que sucede en las extremidades inferiores, en la cabeza, en el tórax, y en el abdomen, y si se ven influidos por los anestésicos como hemos encontrado en los dedos de las manos; y no sabemos si será útil la valoración del incremento térmico cutáneo mediante las fórmulas de la temperatura cutánea media (Ramanathan, Hardy-Dubois, Burton y Newbuigh-Spealman) [250][251]. Nuestro trabajo es un primer paso en el estudio de la hipotermia peroperatoria, y creemos que es preciso profundizar en esta línea de investigación. Debemos cuantificar la pérdida de calor cutáneo al medio ambiente, estudiar los efectos de los distintos inductores anestésicos sobre la temperatura corporal en intervenciones de media y larga duración, y estudiar los efectos de los anestésicos intravenosos e inhalatorios sobre la temperatura corporal cuando se utilizan para el mantenimiento de la anestesia; con el objetivo de:

1.-Establecer cuál es la técnica anestésica más idónea:
a).- que conlleve menor vasodilatación cutánea.
b).- que la vasodilatación se mantenga durante menor tiempo.
c).- que desarrolle antes la vasoconstricción termorreguladora.
d).- que asocie menor tasa de hipotermia peroperatoria.

2.-Sugerir sistemas o estrategias de aislamiento térmico en las áreas cutáneas donde la apertura de las FAVT supone una mayor pérdida de calor (manos, pies).

3.-Valorar la eficacia de las medidas preventivas y del tratamiento de la hipotermia peroperatoria, en lo referente a:
a).- Escalofríos postanestésicos.
b).- Estabilidad hemodinámica.
c).- Tasa de hemorragia quirúrgica.
d).- Infección postoperatoria.
e).- Tiempo de ventilación mecánica postoperatoria.
f).- Tiempo de recalentamiento.

4.-Mejorar la calidad asistencial, mejorar el confort del paciente, reducir el nivel de coste de las unidades postoperatorias especiales (Reanimación/UVI), y reducir la estancia hospitalaria.

5.-Dotarnos de un sistema idóneo de termometría para uso en la práctica anestesiológica diaria que permita: un análisis rápido, múltiple (temperaturas centrales y cutáneas), contínuo, con memoria, y de alta fiabilidad. Actualmente los sistemas habituales de termometría para uso en quirófano son: escasos, sólo permiten medir temperaturas en muy pocos puntos del organismo, no disponen de memoria, realizan mediciones instantáneas (no contínuas a lo largo del tiempo), y en el contexto de la intervención quirúrgica son impracticables, pues el paciente está cubierto de paños quirúrgicos.

5. CONCLUSIONES

De todo lo expuesto hasta ahora se concluye que:

1. La inducción anestésica se acompaña de cambios desiguales de la temperatura central esofágica, atendiendo al tipo de inductor anestésico utilizado: la inducción anestésica con tiopental o con propofol, induce un descenso progresivo de la temperatura esofágica de 0,35-0,39ºC a los 20 minutos, mientras que la inducción anestésica con etomidato no induce el descenso de la temperatura central en los 20 minutos iniciales.

2. La inducción anestésica induce aumentos significativos de la temperatura cutánea en el miembro superior, siendo el calentamiento de la piel de los dedos muy superior al que sucede en el brazo y en el antebrazo.

3. La temperatura cutánea del dedo aumentó, de forma abrupta y rápida, tras la inducción anestésica con tiopental o con propofol, con un incremento medio de 6,5-7,5ºC en 20 minutos, mientras que el calentamiento cutáneo de los dedos, tras la inducción anestésica con etomidato, sucede de forma más lenta y menos intensa, con un incremento medio inferior a los 4,0ºC en 20 minutos.

4. No hemos encontrado diferencias en el comportamiento térmico cutáneo de los dedos tras la inducción anestésica con tiopental o con propofol.

5. La inducción anestésica con tiopental, propofol o con etomidato se acompañó de un calentamiento cutáneo medio inferior a 1,5ºC en el brazo y antebrazo durante los 20 minutos iniciales.

6. No hemos encontrado diferencias en el calentamiento cutáneo del brazo y antebrazo entre los inductores estudiados.

7. La inducción anestésica con tiopental, propofol o etomidato induce aumentos variables de la amplitud de onda de fotopletismografía digital. La inducción anestésica con tiopental o propofol induce un aumento marcado y rápido de la amplitud de la onda fotopletismográfica digital, que se mantiene durante todo el periodo del estudio; lo que se traduce por vasodilatación cutánea, mientras que los cambios de la amplitud de la onda de fotopletismografía, tras la inducción anestésica con etomidato, suceden de forma lenta y moderada.

8. No hemos encontrado diferencias entre el tiopental y el propofol, en el grado de aumento de la amplitud de la onda de fotopletismografía digital.

9. Se confirma, en parte, que los efectos térmicos centrales y cutáneos de los inductores anestésicos se diferencian según la capacidad de estos en producir vasodilatación cutánea digital.

10. A la luz de las anteriores conclusiones, creemos necesario continuar en esta línea de investigación, profundizando en el estudio de la hipotermia peranestésica, en la cuantificación de la transferencia térmica al ambiente que supone la vasodilatación digital cutánea y del resto de la superficie cutánea, y en la influencia de otras técnicas anestésicas (inhalatorias, regionales, etc.).

BIBLIOGRAFÍA

1. Benzinger TH. Temperature part I: arts and concepts. Stroudsberg PA: Dowden, Hutchinson & Ross. 1977: 6-93
2. Sessler DI. Mild perioperative hypothermia. The New England Journal of Medicine 1997; 336 (24): 1730-37.
3. IUPS Thermal Commission. Glossary of terms for thermal physiology. Pflügers Archiv. European Journal of Physiology 1987; 410: 567-587.
4. Dinarello CA, Wolf SM. Pathogenesis of fever in man. N Engl J Med 1978; 298: 607.
5. Ganong W. Regulación central de las funciones viscerales. Fisiología Médica. Mexico M ed. 1986: 188-209.
6. Imrie NM, Hall GM. Body Temperature and Anesthesia. The British Journal of Anesthesia 1990; 64: 346-354.
7. Schmidt RF. Fisiología. Madrid (1994). Interamericana-Mc Graw-Hill, pg. 223.
8. Schmidt RF, Thews G. Fisiología Humana. Madrid; McGraw-Hill; 1992, pg. 222.
9. Aschoff J, Wever R, Kerna und schale mi Wrmehaust des menschen. Naturwissenschaften 1958; 45: 477.
10. Wissler E. Pennes´1948 paper revisited. J Appl Physiol 1998; 85 (1): 35-41.
11. Baker MA. Brain cooling in endotherms in heat and exercice. Ann Rev Physiol 1982; 44: 85-99.
12. Sessler DI, Stoen R, Glosten B. Thermoregulatory vasoconstriction significantly decreases heat loss to the environment (abstract). Anesth Analg 1990; 70: S362.
13. Bissonnette B, Sessler DI. Passive or active inspired gas humidification increases thermal steady-state temperatures in anesthetized infants. Anesth Analg 1989; 69: 783-787.
14. Bissonnette B, Sessler DI, LaFlamme P. Passive and active inspired gas humidification in infants and children. Anesthesiology 1989; 71: 381-384.

15. Guyton AC. Body Temperature, temperature regulation and fever. In: Guyton AC, Hall JE, eds. Textbook of Medical Physiology, 9th edition. Philadelphia. W.B. Saunders, 1996; 911-922.
16. Brück K. Thermoregulation: Control Mechanisms and Neural Temperature Regulation and Energy Metabolism in the Newborn. Ed. Sinclair JC. New York. Grone & Stratton 1978: 157-185.
17. Sessler DI. Temperature regulation and anesthesia. ASA refresher courses. Anesthesiology 1993; 21: 81-93.
18. Flavahan NA. The role of vascular alfa$_2$-adrenoreceptors as cutaneous thermosensors. New Physiol Sci 1991; 40: 2819-2824.
19. Bay J Nunn JF, Prys-Roberts C. Factors influencing arterial PO_2 during recovery from anaesthesia. Br J Anaesth 1968; 17: 398-407.
20. Frank SM, Fleisher LA, Olson KF, Gorman RB, Higgins MS, Breslow MJ, Sitzmann JV, Beattie C. Multivariate determinates of early postoperative oxygen consumption: The effects of shivering, core temperature, and gender. Anesthesiology 1995; 83: 241-249.
21. Horvath SM, Spurr GB, et al.: Metabolic cost of shivering. J Appl Physiol 1956; 8: 595-602.
22. Dawkins MJR, Scopes JW. Non-shivering thermogenesis and brown adipose tissue in the human newborn infant. Nature 1965; 206: 201-202.
23. Brück K, Baum E, Schwennicke HP. Cold adaptative modifications in man induced by repeated short-term cold-exposures and during a 10-day and night cold-exposure. Pflugers Arch 1976; 363: 125-133.
24. Takahashi H, Nakamura S, Shirahase H, Yoshida T, Nishimura M, Yoshimura M. Heterogeneous activity on BRL 35135, a beta$_3$-adrenoreceptor agonist, in thermogenesis and increased blood flow in brown adipose tissue in anesthetized rats. Clin Exp Pharmacol Phisiol 1994; 21: 539-543.
25. Hynson JM, Sessler DI, Moayeri A, McGuire J. Absence of Nonshivering thermogenesis in anesthetized adults. Anesth Analg 1991; 72: S1-S336.
26. Plattner O, Semsroth E, Sessler DI, Papousek A, Klosen C, Wagner O. Lack of nonshivering thermogenesis in infants anesthetized with fentanyl and propofol. Anesthesiology 1997; 86: 772-777.
27. Satinoff E: Neural organization and evolution of thermal regulation in mammals: several hierarchically arranged integrating systems may have envolved to achieve precise thermoregulation. Science 1978; 201: 16-22.
28. Bezinger TH: Heat Regulation: homeostasis of central temperature in man. Physiological Reviews 1969; 49: 671-759.
29. Bezinger TH, Pratt AW, Kitzinger C. The thermostatic control of human metabolic heat production. Proceedings of the National Academy of Science 1961; 47: 730-738.
30. Simon E, Pierau FK, Taylor DCM. Central and peripheral thermal control of effectors in homeothermic temperature regulation. Physiological Reviews 1986; 66: 235-300.
31. Carpenter DO. Ionic and metabolic bases of neuronal thermosensitivity. Federation Proceeding 1981; 40: 2808-2813.

32. Dariam - Smith I, ed . Thermal Sensibility. In: Handbook of Phisiology. The Nervous System III. Bethesda: American Phisiological Society, 1989: 879-913
33. Pierau FK, Wurster RD. Primary afferent input from cutaneous thermoreceptors. Federation Proceedings 1981; 40: 2819-2824.
34. Marks LE, Gonzalez RR. Skin temperature medifies the pleasantness of thermal stimuli. Nature 1974; 247: 473-5.
35. Hammel HT. Regulation of internal body temperature. Am Rev Physiol 1968; 30: 641-710.
36. Sessler DI. Monitorización de la temperatura en anestesia. En: Anestesia de Miller RD, Barcelona: Doyman Ed. 1993: 1117-1131.
37. Sessler DI: Perianesthetic thermoregulation and heat balance in humans. FASEB J 1993; 7: 638-644.
38. Mekjavic IB, Sundberg CJ, Linnarsson D. Core Temperature "null zone". J Appl Physiol 1991; 71: 1289-1295.
39. Hessemer V, Brúck K. Influence of menstrual cycle on thermoregulatory, metabolic, and heart rate responses to exercise at night. J Appl Physiol 1993;74:82.
40. Hales JRS. Skin arteriovenous anastomoses, their control and role in thermoregulation. En Cardiovascular shunts: phylogenetic, Ontogenetic and Clinical Aspects. Ed. Johansen K, Burggren W. Copenhagen Munksgaard 1985: pg 443.
41. Rowell LB. Active neurogenic vasodilation in man. En Vasodilation. Vanhoutte PM, Leusen I. New York. Raven Press Ed. 1981: pg. 1.
42. Israel DJ, Pozos RS. Synchronized slow-amplitude medulations in the electromyograms of shivering muscles J Appl Physiol 1989; 66: 2358.
43. Sessler DI, Olofsson C, Rubinsteint E, Beebe J. The thermoregulatory threshold in humans during halothane anesthesia. Anesthesiology 1988; 68: 836-42.
44. Morris RH. Operating room temperature and the anesthetized, paralized patient. Surgery 1971; 102: 95-97.
45. Curley FJ, Irwin RS. Disorders of temperature control: Hypothermia, heat stroke and malignant hyperthermia. En: Rippe JM, Irwin RS, Alpert JS, Dalen JI. Eds. Intensive Care Medicine Ed. Little Brown. Boston 1984; 534-549.
46. Goldberg MJ, Roe CF. Temperature changes during anesthesia and operations. Archives of Surgery 1966; 93:365-369.
47. Flacke JW, Flacke WE. Inadvertent hypothermia: frequent, insidious, and often serious. Anesthesia 1987; 3: 183.
48. Morris RH, Kumar A. The effect of warming blankets on maintenance of body temperature of the anesthetized, paralized adult patient. Anesthesiology 1972; 36: 408.
49. Utley JR, Wachtel C, Cain RB. Effect of hypothermia, hemodilution and pump oxygenation on organ water content, blood flow, and oxygen delivery and renal function. Ann Thorac Surg 1981; 31: 121.
50. White FN. A comparative physiologic approach to hypothermia. J Thorac Cardiovasc Surg 1981; 82: 821.
51. McDowall DG. The current usage of hypothermia in british neurosurgery . Br J Anaesth 1971; 43: 10.

52. Blair E, Henning G, Hornick R, et al. Hypothermia in bacteremic shock. Arch Surg 1964; 89: 619.
53. Browning D, Goodrum DT. Treatment of acute severe asthma assisted by hypothermia. Anaesthesia 1992; 47: 223.
54. Kurz KJ. Hypothermia in the elderly. The cold facts. Geriatrics 1982; 37; 85.
55. Herity B, Daly L, Bourke GJ, et al. Hypothermia and mortality and morbidity: A epidemiological analysis. J Epidemial Community Health 1991; 45: 19.
56. Raheja, Puri BK, Schaeffer RC. Shock due to profound hypothermia and alcohol ingestion. Crit Care Med 1972; 9: 787.
57. Whittle JL, Bates JM. Thermoregulatory failure secondary to acute illness. Complications and treatment. Arch Intern Med 1979; 139: 418.
58. Vandam LD, Burnap TK. Hypothermia. N Engl J Med 1959; 261: 546.
59. Matsukawa T, Kurz A, Sessler DI, Bjorksteen AR. Propofol linearly reduces the vasoconstriction and shivering threshold. Anesthesiology 1995; 82: 1169-1180.
60. Morris R. Influence of ambient temperature on patient temperature during intra-abdominal surgery. Ann. Surg. 1971; 173: 230-233.
61. Sessler DI, Olofsson CI, Rubinstein EH. The thermoregulatory threshold in humans during nitrous oxide-fentanyl anesthesia. Anesthesiology 1988; 69: 357-364.
62. Ramachandra V, Moore C, Kaur N, Carli F. Effect of halothane, enflurane and isoflurane on body temperature during and after surgery. Br J Anaesth 1989; 62: 409-14.
63. Stoen R, Sessler DI. The thermoregulatory threshold is inversely porportional to isoflurane concentration. Anesthesiology 1980; 72:822-7.
64. Van der Stricht J, Pector J, Blairon P, Dereume P, Goldstein M. Prevision des effects de la sympathectomia lombaire par le test radiothermométrique au penthotal. Acta Chirurgica Belgica 1997; 1: 67-72.
65. Leslie K, Sessler DI, Bjorksten AR, Ozaki M, Matsukawa T, Schroeder M. Propofol causes a dose-dependent decrease in the thermoregulatory threshold for vasoconstriction but has little effect on sweating. Anesthesiology 1994; 81: 353-360.
66. Hynson JM, Sessler DI, Belani K, Washington D, McGuire J, Merrifield B, Schroeder M, Moayeri A, Crankshaw D, Hudson S. Thermoregulatory vasoconstriction during propofol/Nitrous Oxide anesthesia in humans: threshold and oxyhemoglobin saturation. Anesth Analg 1992; 75: 947-952.
67. Girardet P, Arvieux CC, Peyrin JC, Fargnolli JM, Bittle J. Effects of low doses of four anesthetics drugs in thermoregulation and metabolism in man: Anesthesiology 1989; 71: A 252.
68. Flacke JW, Flacke WE, Bloor BC, Olewine S. effects of fentanyl, naloxone, and clonidine on hemodynamics and plasma catecholamine levels in dogs. Anesth Analg 1983; 62: 305-13.
69. Flacke JW, Davis LJ, Flacke WE, Bloor BC, Van Etten AP. Effects of fentanyl and diazepam in dogs deprived of autonomic tone. Anesth Analg 1985; 64: 1053-9.
70. Davidson M, Grant E. Accidental hypothermia: A community hospital perspective. Postgrad Med 1981; 27: 42.

71. Fitzgerald FF, Jessop C. Accidental hypothermia: A report of 23 cases and review of the literature. Adv Intern Med 1982; 27: 128.
72. Grice K, Bettley FR. Skin water loss and accidental hypothermia in psoriasis, ichthyosis, and erythroderma. Br Med J 1967; 2: 195.
73. Luna G, Maier R, Paulin E, Anardi D, Copass M, Oreskovich M. Incidence and effect of hypothermia in seriously injured patients. J Trauma 1987; 27: 1014-1019.
74. Jurkovich GJ, Greiser WB, Luterman A. hypothermia in trauma victims: An ominous predictor of survival. J Trauma 1987; 27: 1019.
75. Harrison 13ª ed. Principios de Medicina Interna. Vol. I Sección 2: Alteraciones en la temperatura corporal. Capítulo 16: Fiebre y fiebre de origen desconocido. Interamericana- McGraw-Hill 1994; 94-104.
76. S. de Castro del Pozo. Fiebre. Manual de Patología General. Cap. 11. Barcelona Masson Ed. 1993: pag. 17-78.
77. Felices FJ, Martinez AE, Castillo FJ, Gómez JA, Cantón A, Abel JL. Fallo multiorgánico secundario a golpe de calor: estudio anatomoclínico. Med Clin (Barc) 1984; 83: 615-619.
78. Gloves GHA, O´Donnell TF. Heat stroke. N Engl J Med 1974; 291: 564-567.
79. MacLennan D, Phillips M. Malignant hyperthermia. Science 1992; 256: 789.
80. Caroff S et al.. Neuroleptic malignant syndrome. Med Clin North Am 1993 ; 77: 185.
81. Joris J, Ozaki M, Sessler DI, Hardy AF, Lamy M, McGuire J, Blanchard D, Schroeder M, Moayeri A. Epidural anesthesia impairs both central and peripheral thermoregulatory control during general anesthesia Anesthesiology 1994; 80: 268-77.
82. Giesbrecht G. Human thermoregulatory inhibition by regional anesthesia. Anesthesiology 1994; 81:277-81.
83. Emerick TH, Ozaki M, Sessler DI, Walters K, Schroeder M. Epidural anesthesia increases apparent leg temperature and decreases the shivering threshold. Anesthesiology 1994; 81:289-98.
84. Leslie K, Sessler DI, Reduction in the shivering threshold is proportional to spinal block height. Anesthesiology 1996; 84:1327-31.
85. Kurz A, Sessler DI, Schroeder M, Kurz M,. Thermoregulatory response threshold during spinal anesthesia. Anesth Analg 1993; 77:721-6.
86. Ozaki M, Kurz A, Sessler DI, Lenhardt R, Schroeder M, Moayeri A, Noyes K, Rothemeder E. Thermoregulatory thresholds during epidural and spinal anesthesia. Anesthesiology 1994; 81: 282-8.
87. Kurz A, Go JC, Sessler DI, Kaer K, Larson MD, Bjorksten AR. Alfentanil slightly increases the sweating threshold and markedly reduces the vasoconstriction and shivering thresholds. Anesthesiology 1995; 83: 293-9.
88. Sessler DI, Ponte J. Shivering during epidural anesthesia. Anesthesiology. 1990; 72: 816-21.
89. Glosten B, Sessler DI, Faure EAM, Karl L, Thisted RA. Central temperature changes are poorly perceived during epidural anesthesia. Anesthesiology 1992; 77:10-6.

90. Bredahl C, Hindsholm KB, Frandsen PC. Changes in body heat during hip fracture surgery: a comparison of spinal analgesia and general anesthesia. Acta Anestesiol Scand 1991; 35: 548-52.

91. Hynson JM, Sessler DI, Glosten B, McGuire BS. Thermal balance and tremor patterns during epidural anesthesia. Anesthesiology 1991;74: 680-90.

92. Matsukawa T, Sessler DI, Christensen R, Ozaki M, Schroeder M. Heat flow and distribution during epidural anesthesia. Anesthesiology 1995; 83: 961-7.

93. González de Zárate J, Sayalero JC, Alvarez JC, Arribas C. Efectos térmicos del bloqueo anestésico epidural. Rev Esp Anestesiol Reanim 1991; 38: 238-40.

94. González de Zárate J, Sayalero JC, Alvarez JC, Buisan F, Muñoz F. The skin-temperatures and spinal anesthesia. The International Monitor 1994; S-1:77.

95. Shimosato S, Etsten BE. The role of the vonous system in cardiocirculatory dynamics during spinal and epidural anesthesiain man. Anesthesiology 1969; 30: 619-28.

96. Kim JS, Ikeda T, Sessler DI, Turakhia M, Jeffrey R. Epidural anesthesia reduces the gain and maximun intensity of shivering. Anesthesiology 1998; 88: 851-7.

97. Vassilief N, Rosencher N, Sessler DI, Conseiller C. Shivering threshold during spinal anesthesia is reduced in elderly patients. Anesthesiology 1995; 83: 1162-6.

98. Xiong J, Kurz A, Sessler DI, et al. Isoflurane produces marked and nonlinear decreases in the vasoconstriction and shivering threshold. Anesthesiology 1996; 85: 240-245.

99. Annadata RS, Sessler DI, Tayefeh F, Kurz A, Dechert M. Desflurane slightly increases the sweating threshold, but produces marked, nonlinear decreases in the vasoconstriction and shivering threshold. Anesthesiology 1995; 83: 1205-1211.

100. Matsukawa T, Sessler DI, Sessler AM, et al. Heat flow and distribution during induction of general anesthesia. Anesthesiology 1995; 82: 662-673.

101. Hynson J, Sessler DI. Intraoperative warming therapies: a comparison of three devices. J Clin Anesth 1992; 4: 194-199.

102. Cork RC. Temperature monitoring. In Blitt Ed. Monitoring in anesthesia and critical care medicine. New York. Churchill-Livinstone 1985: 441-457.

103. Holdcroft A, Hall GM, Cooper GM. Redistribution of body heat during anaesthesia: A comparison of halothane, fentanyl and epidural anaesthesia. Anaesthesia 1979; 34: 758-764.

104. Joachimsson PO, Hedstrand U, Tabow F, Hansson B. Prevention of intraoperative hypothermia during abdominal surgery. Acta Anaesthesiologica Scandinavica 1987; 31: 330-337.

105. Morris R, Wilkey BR. The effects of ambiental temperature on patient temperature during surgery not involving body. Anesthesiology 1970; 32: 102-107.

106. Shanks CA. Heat balance during surgery involving body cavities. Anaesthesia and Intensive Care 1975; 3: 118-121.

107. Radford P, Thurlow AC. Metallized plastic sheeting in the prevention of hypothermia during neurosurgery. British Journal of Anaesthesia 1979; 51: 237-240.

108. Ty Smith N. Subcutaneous, muscle and body temperatures in anesthetized man. Journal od Applied Physiology 1962; 17: 306-310.

109. Holdcroft A, Hall GM. Heat loss during anaesthesia. British Journal of Anaesthesia 1978; 50: 157-164.
110. Shanks CA,. Humidification and loss of body heat during anaesthesia II. Effects in surgical patients. British Journal os Anaesthesia 1974; 46:863-866.
111. Shanks CA. Control of heat balance during arterial surgery. Anaesthesia and Intensive Care 1975; 3: 118-121.
112. Sessler DI, McGuire J, Hynson J, et al. Thermoregulatory vasoconstriction during isoflurane anesthesia minimally decreases heat loss. Anesthesiology 1992; 76: 670-675.
113. Sessler DI. Correspondence. In reply of mechanism of action of nifedipine on intraoperative hypothermia. Anesthesiology 1994; 81: 525-526.
114. Sessler DI, McGuire J, Moayeri A, Hynson J. Isolfurane induced vasodilation minimally increases cutaneous heat loss. Anesthesiology 1991; 74: 226-32.
115. Saumet JL, Degoute CS, Dittmar A, Bansillon V. Changes in skin thermal clearance during anaesthesia. Anaesthesia 1986; 41: 386-389.
116. Altura B, Altura T, Carella A, Turlapaty P, Weinberg J. Vascular smooth muscle and general anesthetics. Federation Proceedings 1980; 39: 5: 1584-1591.
117. Rouby JJ, Andreev A, Leger Ph, Arthaud M, Landault C, Vicaut E, Maistre G, Eurin J, Gandjbakch I, Viars P. Peripheral vascular effects of thiopental and propofol in humans with artificial hearts. Anesthesiology 1991; 75: 32-42.
118. Ikeda T, Sessler DI, Kikura M, Kazama T, Ikeda K, Sato S. Less core hypothermia when anesthesia is induced with inhaled sevoflurane than with intravenous propofol. Anesth Analg 1999; 88: 921-924.
119. Sessler DI, Rubinstein E, Eger E. Core temperature changes during N_2O fentanyl and halothane/O_2 anesthesia. Anesthesiology 1987; 67: 137-139.
120. Just B, Trevien V, Delva E, Lienhart A. Prevention of intraoperative hypothermia by preoperative skin surface warming. Anesthesiology 1993; 79: 214-218.
121. Deakin CD. Changes in core temperature compartment size on induction of general anaesthesia. British Journal of Anaesthesia 1998; 81: 861-864.
122. Kurz A, Sessler DI, Christensen R, Dechert M. Heat balance and distribution during the core-temperature plateau in anesthetized humans. Anesthesiology 1995; 83: 491-499.
123. Sladen RH, Berend JZ, Sessler DI. Rewarming and sweating during cardiopulmonary bypass. J. Cardiothorac. Vasc. Anesth. 1994, 8: 45-50.
124. Lilly RB: Inadvertent hypothermia: A real problem ASA 1987; 15 (8): 93-107.
125. Villar J, Slutsky AS: Effects of induced hypothermia in patients with septic adult respiratory distress syndrome. Resucitation 1993; 26: 183-192.
126. Nelson TE: Porcino malignant hyperthermia: critical temperatures for in vivo and in vitro responses. Anesthesiology 1990; 73: 449-454.
127. Iaizzo PA, Kehler CH, Carr RJ, Sessler DI, Belani KG. Prior hypothermia attenuates malignant hyperthermia in susceptible swine. Anesth Analg 1996; 82: 803-809.
128. Slottman GJ, Jed EH, Burchard KW. Adverse effects of hypothermia in postoperative patients. Am J Surg 1985; 149: 495-501.

129. Vaughan MS, Vaughan RW, Cork RC. Postoperative hypothermia in adults: relationship of age, anesthesia and shivering to rewarming. Anesth Analg 1981: 60: 746-751.

130. Kurz A, Sessler DI, Nazart E, et al. Postoperative hemodynamic and thermoregulatory consequences of intraoperative core hypothermia. Journal of Clinical Anaesthesia 1995; 7: 359-366.

131. Sessler DI, Rubinstein EH, Moayeri A. Physiological responses to mild perianesthetic hypothermia in humans. Anesthesiology 1991; 75: 594-610.

132. Just B, Delva E, Camus Y, Lienhardt A. Oxigen uptake during recovery following naloxone relationship with intraoperative heat loss. Anesthesiology 1992; 76: 60-64.

133. Vagelsang J. Patients talk about their postanesthesia shaking experiences. JPAN 1994; 9 (4): 214-218.

134. Joamchinsson P. Prevention and treatment of intraoperative hypothermia. Effect on postoperative recovery and the need for machanical ventilatory support. Doctoral Thesis. Uppsala University, 1987.

135. Cioflo M, Clergue F, Devilliers C, Ammar M, Viars P. Changes in ventilation, oxygen uptake and carbon dioxide output during recovery from isoflurane anesthesia. Anesthesiology 1989; 70: 737-741.

136. Hoyt JW, Sottile FD, et al. Continuous measurement of blood oxygen saturation in the high risk patient, vol.1. Schweiss JF, ed. San Diego: Beach International, 1982.

137. Matteussen M, Boutros A, Van Aken H Flameng W. Effect of the volatile anesthetics on the hypothermic myocardium. Anesthesiology 1990; 73: A574.

138. Frank SM, Fleisher LA, Breslow MJ, et al. Perioperative maintenance of normothermia reduces the incidence of morbic cardiac events: a randomized clinical trial. JAMA 1997; 227: 1127-1134.

139. Frank SM, Christopherson R, et al. Unintentional hypothermia is associated with postoperative myocardial ischemia. Anesthesiology 1993; 78: 468-476.

140. Frank SM, Higgins MS, Breslow MJ, et al. The catecolamine, cortisol, and hemodynamic responses to mild perioperative hypothermia: a randomized clinical trial. Anesthesiology 1995; 82: 83-93.

141. Roe CF, Goldberg MJ, Blair CS, Kinney JM. The influence of body temperature on early postoperative oxygen consumption. Surgery 1966; 60: 85-92.

142. Boelhouwer R, Bruinng H, Ong G. Correlations of serum potassium fluctuations with body temperature after major surgery. Crit Care Med 1987; 15: 310-312.

143. Lazlo A, Sprung J, Polic S, Kampine JP, Bosnjak ZJ. Effects of hypothermia and potassium variations on maximun diastolic potential. Anesthesiology 1990; 73: A263.

144. Bickler PE, Sessler DI. Efficiency of airway heat and moisture exchangers in anesthetized humans. Anesth Analg 1990, 71: 415-418.

145. Heier T, Caldwer JE, Sessler DI, Miller RD: Mild intraoperative hypothermia increases duration of action and spontaneous recovery of vecuronium blockade during nitrous oxide-isoflurane anesthesia in humans. Anesthesiology 1991; 74: 815-819.

146. Lenhardt R, Kurz A, Sessler DI, Marker E, Nazart E, Lackner F. Intraoperative hypothermia prolongs duration of postoperative recovery. Anesthesiology (abstract), 1995; 83: A1114.
147. Conahan III TJ, et al. Airway heating reduces recovery time (cost) in outpatients. Anesthesiology 1987; 67: 128-130.
148. Gewolb J, Hines R, Barash PG: A survey of 3244 admissions to the post anesthesia recovery room at a university teaching hospital. Anesthesiology 1987; 67: A471.
149. Carli F, Emery PW, Freemantle CAJ. Effect of preoperative normothermia on postopertive protein metabolism in elderly patients undergoing hip arthroplasty. Br J Anaesth 1989; 63: 276-282.
150. Carli F, Itiabak. Effect of heat conservation during and after major abdominal surgery on muscle protein breakdown in elderly patients. Br J Anaesth 1986; 58: 502-507.
151. Tayefeh, Kurz A, Ikeda T. Thermoregulatory vasoconstriction markedly decreases leg blood and the venous partial pressure of oxygen. Anesth 1995; 83: 3.
152. Hessel E, Schmer G, Dillard D. Platelet kinetics during deep hypothermia. J Surg Res 1980; 28: 23-34.
153. Thomas R, Hessel E, Harker L, Sands M, Dillard D. Platelet function during and after deep surface hypothermia. J Surg Res 1981; 31: 314-318.
154. Yoshihara H, Yamamoto T, Mihara H. Changes in coagulation and fibrinolysis occurring in dogs during hypothermia. Thromb Res 1985; 37: 503-512.
155. Goto H, Nonami R, Hamasaki Y, Zucker M, Unruh G, Arakawa K. Effect of hypothermia on coagulation. Anesthesiology 1985; 63: A107.
156. Valeri CR, Cassidy G, Khuri S, Feinglod H, Ragno G, Altchule H. hypothermia induced reversible platelet dysfunction, Ann Surg 1987; 205: 175-181.
157. Valeri CR, McGregor H, Cassidy R, Tinney R, Pompei F. Effects of temperature on bleeding time and clotting time in normal male and female volunteers. Critical Care Medicine 1995; 23: 698-704.
158. Michelson AD, McGregor H, Kestin AS, Rohrer MJ, Valeri CR. Reversible inhibition of human platelet activation by hypothermia in vivo and in vitro. Thromb Haemost 1994; 71: 633-640.
159. Reed RL II, Johnson TD, Hudson JD, Fischer RP. The disparity between hypothermic coagulopathy and clotting studies. J Trauma 1992; 33: 465- 470.
160. Schmied H, Kurz A, Sessler DI, Kozek S, Reiter A. Mild hypothermia increases blood loss and transfusion requirements during total hip arthroplasty. Lancet 1996; 347: 289-292.
161. Kurz A, Sessler DI, Lenhardt R. Perioperative hypothermia increases the incidence of surgical-wound infection and shorten hospitalization. The New England Journal Medicine 1996; 334: 1209-1215.
162. Washington DE, Sessler DI, McGuire J, Hynson J, Schroeder M, Moayeri A. Painful stimulation minimally increases the thermoregulatory threshold for vasoconstriction during enflurane anesthesia in humans. Anesthesiology 1992; 77: 286-290.

163. Wenisch C, Nazart E, Sessler DI, et al. Mild intraoperative hypothermia reduces production of reactive oxygen intermediates by polymorphonuclear leukocytes. Anesth Analg 1996; 82: 810-816.
164. Jurkovich J, Greiser W, Luterman A Currei W. Hypothermia in trauma victims: an ominous predictor of survival. J Trauma 1987; 27: 1019-1024.
165. Eisele JH. Cardiovascular effects of nitrous oxide. In: Eger EI II, ed. Nitrous Oxide. New York: Elsevier, 1985; 125-156.
166. Pertwee RG, Marshall NR, MacDonald AG. Behavioral thermoregulation in mice: effects of low doses of general anaesthetics of different potency. Exp Physiol 1990; 75: 629-637.
167. Passias TC, Mekjavic IB, Eiken O. The effect of 30% nitrous oxide on thermoregulatory responses in humans during hypothermia. Anesthesiology 1992; 76: 550-559.
168. Goto T, Matsukawa T, Sessler DI, Uezono S, Ishiguro Y, Ozaki M, Morita S Thermoregulatory thresholds for vasoconstriction in patients anesthetized with various 1-minimum alveolar concentration combinations of xenon, nitrous oxide, and isoflurane. Anesthesiology 1999; 91: 626-32.
169. Ozaki M, Sessler DI, Suzuki H, Ozaki K, Tsunoda C, Atarashi K Nitrous oxide decreases the threshold for vasoconstriction less than sevoflurane or isoflurane Anesth Analg 1995 Jun; 80(6):121-26.
170. Rodig G, Wild K, Behr R, Hobbhahn J. Effects of desflurane and isoflurane on systemic vascular resistance during hypothermic cardiopulmonary bypass. J Cardiothorac Vasc Anesth 1997 ; 11: 54-7.
171. Smith D, Wood M, Pearson J, Mehta RL, Carli F. Effects of enflurane and isoflurane in air-oxygen on changes in thermal balance during and after surgery. British J Anaesthesia 1990; 65: 754-9.
172. Ozaki M, Sessler DI, Matsukawa T. The threshold for thermoregulatory vasoconstriction during nitrous oxide/sevoflurane anesthesia is reduced in the elderly. Anesth Analg 1997; 84: 1029-33.
173. Dundee JW. Fifty years of thiopentone. Br J Anaesth 1984; 56: 211-213.
174. Brooks W, Henthorn T. Barbiturates. En Intravenous Anesthesia ed. PF White. Baltimore Williams & Wilkins 1997: 65-76.
175. Eckestein JW, Hamilton WK, McCammond JM. The effect of thiopental on peripheral venous tone. Anesthesiology 1961; 22: 525-8.
176. Grände PO, Gustafsson D, Lindberg L. Effects of thiopental on resistance vessels in cat skeletal muscle. Intensive Care Med 1990; 16: 399-404.
177. Kitamura R, Kakuyama M, Nakamura K, Miyawaki I, Mori K. Thiobarbiturates suppress depolarization-induced contraction of vascular smooth muscle without suppression of calcium influx. Br J Anaesth 1996; 77: 4 503-7.
178. Wada DR, Harashima H, Ebling W, Osaki EW, Stanski DR. Effects of thiopental on regional blood flows in the rat. Anesthesiology 1996 84; 3: 596-609.
179. Hoffman WE, Charbel FT, Edelman G, Ausman JI. Thiopental and desflurane treatment for brain protection. Neurosurgery 1998; 43: 1050-3.

180. Muzii M, Berens RA, Kampine JP, Ebert TJ. Venodilation contributes to propofol-mediated hypotension in humans. Anesth Analg 1992; 746: 877-83.

181. White P. Propofol. En Intravenous Anesthesia ed. PF White. Baltimore Williams & Wilkins 1997: 111-152.

182. Ebert TJ, Muzi M, Berens RA, Golf D, Kampine JP. Sympathetic responses to induction of anesthesia in humans with propofol or etomidate. Anesthesiology 1992; 76: 725-33.

183. Boer F, Ros P, Bovill JG. Propofol decreases systemic vascular resistance during cardiopulmonar bypass. Br J Anaesth 1988; 61: 108.

184. Claeys MA, Gepts E, Camu F. Haemodynamic changes during anaesthesia induced and maintained with propofol. Br J Anaesth 1988; 60: 3-9.

185. Baraka A, Dabbous A, Siddik S, Bijjani A. Action of propofol on resistance and capacitance vessels during cardiopulmonary bypass. Acta Anaesthesiol Scand 1991; 35: 545-47.

186. Boer F, Bovill JG, Ros P, Van Ommen H. Effect of thiopentone, etomidate, and propofol on systemic vascular resistance during cardiopulmonary bypass. Br J Anaesth 1991; 67: 69-72.

187. Price ML, Millar B, Grounds M, Cashman J. Changes in cardiac index and estimated systemic vascular resistance during induction anaesthesia with thiopentone, metohexitone, propofol and etomidate. Br J Anaesth 1992; 69: 172-176.

188. Goodchild CS, Serrao JM. Cardiovascular effects of propofol in the anaesthetized dog. Br J Anaesth 1989; 63: 87-92.

189. Robinson BJ, Buyck HCE, Galletly DC. Effect of propofol on heart rate, arterial pressure and digital plethysmography variability. Br J Anaesth 1994; 73: 167-73.

190. Wallerstedt SM, Tornebrandt K, Bodelsson M. Relaxant effects of propofol on human omental arteries and veins. Br J Anaesth 1998; 80: 655-659.

191. Sellgren J, Ponten J, Wallin BG. Percutaneous recording of muscle nerve sypathetic activity during propofol, nitrous oxide, and isoflurane anesthesia in humans. Anesthesiology 1990; 73: 20-7.

192. Ebert TJ, Muzi M, Berens R, Golf D, Kampine J. Sympathetic responses to induction of anesthesia in humans with propofol or etomidate. Anesthesiology 1992; 76: 725-33.

193. Sellgren J, Ejnell H, Elam M, Ponten J, Wallin BG. Sympathetic muscle nerve activity, peripheral blood flows, and baroreceptor reflexes in humans during propofol anesthesia and surgery. Anesthesiology 1994; 80: 534-44.

194. Robinson BJ, Ebert TJ, O'brien TJ, Colinco MD, Muzi M. Mechanisms whereby propofol mediates peripheral vasodilation in humans. Anesthesiology 1997; 86: 64-72.

195. Doenicke A, Ostwald P. Etomidate. En Textbook of Intravenous Anesthesia. Ed. PF White. Williams & Wilkins 1997; 93-109.

196. Kugler J, Doenicke A, Laub M. The EEG after etomidate. En: Doenicke A, ed. Etomidate. Anesthesiol Wiederbelebung 1977; 106: 31-44.

197. Doenicke A, Gabany D, Lemcke H, Schürk-Bulich M. Haemodynamics and myocardial function after administration of three short-acting i.v. hypnotics, etomidate, propanidil, methohexital. Anaesthesist 1974; 23: 108-115.

198. White DA, Reitan JA, Kien ND, Thorup SJ. Decrease in vascular resistance in the isolated canine hindlimb after graded doses of alfentanil, fentanyl and sulfentanil. Anesth Analg 1990; 71: 29-34.

199. Del Río-García J, Cremades A. GABAergic mechanisms in morphine-induced hypothermia. Eur J Pharmacol 1990; 23, 187: 595-500.

200. Lowenstein E, Whiting RB, Bittar DA. Local and neurally mediated effects of morphine on skeletal muscle vascular resistance. J Pharmacol Exp Ther 1972; 180: 359-367.

201. Miller DR, Wellwood M, Teasdale SJ. Effects anesthetic induction on myocardial function and metabolism: a comparison of fentanyl, sulfentanyl and alfentanyl. Can J Anaesth 1988; 35: 219-233.

202. De Nadal, Ausina A, Sahuquillo J, Pedraza S, Garnacho A, Cancedo VA. Effects on intracraneal pressure of fentanyl in severe head injured patients. Acta Neurochir Suppl 1998; 71P: 10-12.

203. Witte DE, Kim JS, Sessler DI, Bastanmehr H, Bjorksten R. Tramadol reduces the sweating, vasoconstriction, and shivering thresholds. Anesthesia & Analgesia 1998; 87: 173-9.

204. Joshi G. Steroidal compounds. En Textbook of Intravenous Anesthesia de White PF. Williams & Wilkins Co, 1997; 289-318..

205. Lien C, Belmont M, Savarese L. Benzylisoquinoline compounds. En Textbook of Intravenous Anesthesia de White PF. Williams & Wilkins Co, 1997; 319-343.

206. Miller RD, Eger EII, Stevens WC. Pancuronium induced tachycardia in relation to alveolar halothane, doe of pancuronium, and prior atropine. Anesthesiology 1975; 42: 352-6.

207. Tullock WC, Diana P, Cook DR, et al. Neuromuscular and cardiovascular effects of high-dose vecuronium. Anesth Analg 1990; 70: 86-90.

208. Levy JH, Davis GK, Duggan J. Determination of the hemodynamics and histamine release of recuronium when administered in increased doses under N_2O/O_2, sulfentanyl anesthesia. Anesthe & Analg 1994; 78: 318-321.

209. Jackson HC, Nutt DJ. Body temperature discriminates between full and partial benzodiazepine receptor agonists. Eur J Pharmacol 1990; 185: 243-6.

210. Zarrindast MR, Dibayan M. Involvement of GABA receptor sites in diazepam hypothermia. Gen Pharmacol 1989; 20(6): 855-9.

211. Matsukawa T, Hanagata K, Ozaki M, Iwashita H, Koshimizu M, Kumazawa T. I.m. midazolam as premedication produces a concentration-dependent decrease in core temperature in male volunteers. Br J Anaesth 1997; 78: 396-9.

212. Matsukawa T, Imamura M, Ozaki M et al. Atropine prevent midazolam-induced core hypothermia in elderly patients (abstract).

213. Ozaki M, Sessler DI, Negishi C et al . Atropine increases the sweating threshold in humans (abstract). Anesthesiology 1996; 85: A171.

214. Baxendale BR, Mahajan RP, Crossley AW. Anticholinergic premedication influences the incidence of postoperative shivering. Br J Anaesth 1994; 72: 291-294.

215. Vassilieff N, Rosencher N, Sessler DI, Conseiller C, Lienhart A: Nifedipine and Intraoperative core body temperature in humans. Anesthesiology 1994; 80: 123-128.
216. Whitby JD, Dunkin LJ. Temperature differences in the esophagus. Preliminary Study. Br J Anaesth 1968; 40: 991-995.
217. De Trafford J, Lafferty K. What does photoplethysmography measure? Medical & Biological Engineering & Computing 1984; 22: 479-480.
218. Hertzman AB, Spealman CR. Observations on the finger volume pulse recorded photo-electrically. Am J Physiol 1937; 119: 334-335.
219. Hertzman AB. The blood supply of various skin areas as estimated by the photoelectric plethysmograph. Am J physiol 1938; 124: 328-340.
220. Dorlas JC, Nijboer JA. Photoelectric plethysmography as a monitoring device in anaesthesia, shock and hemorraghe; the digital plethysmography as a clinical guide. Anesthesiology 1945; 6: 246-257.
221. Hertzman AB. Vasomotor regulation of cutaneous circulation. Physiol Rev 1959; 39: 280.
222. Burton AC, Taylor RM. A study of the adjustment of the peripheral vascular tone to requirements of the regulation of the body temperature. The American Journal of Physiology 1940; 129: 565-577.
223. Burton AC, Taylor RM. A study of the adjustment of the peripheral vascular tone to requirements od the regulation of the body temperature. Am J Physiol 1940, 129: 565-77.
224. Dorlas JC, Nijboer JA. Photo-electric plethysmography as a monitoring device in anaesthesia: application and interpretation. Br J Anaesth 1985; 57: 524-530.
225. Partridge BL, Sandford TJ. Finger plethysmography in anesthesia. Seminars in Anesthesia 1989; 8: 102-111.
226. Johnstone M. The effect of sedation on the digital plethysmogram. A radiotelemetric study of haloperidol. Anaesthesia 1967; 22: 3-15.
227. Johnstone M. Digital vasodilation: a sign of anaesthesia. Br J Anaesth 1974; 46: 414-419.
228. Bini G, Hagbarth KE, Hynninen P, Wallin BG. Thermoregulatory and rhytm-generating mechanisms governing the sudomotor and vasoconstrictor outflow in human cutaneous nerves. J Physiol (London) 1980; 306: 537-52.
229. Tur E, Tur M, Maibach HI, Guy RH. Basal perfusion of the cutaneous microcirculation: measurements as a function of anatomic position: J Invest Dermatol 1983; 81: 442-8.
230. Engelman DR, lockhart CH. Comparison between temperature effects of ketamine and halothane anesthesia in children. Anesthesia & Analgesia 1972; 51: 98-101.
231. Hunter WS, Holmes KR, Elizondo RS. Thetrmal balance in ketamine-anesthetized rhesus monkey, Macaca mulatta. American Jpournal of Physiology 1981; 241: 301-306.
232. Yamazaki NH, Nakamura K, Marsumoto M, Nmaba M. Skin and rectal temperatures during ether and halothane in infants and children. Anesthesiology 1974; 41: 237-241.

233. Lever WF, Schanmburg-Lever G. Histology of the skin. In: Lever WF, ed. Histopathology of the skin. Philadelphia JB. 1975; 36-7.
234. Mescon H, Hurley HJ, Moretti G. The anatomy and histochemistry of the arteriovenous anastomosis in human digital skin. J Invest Dermatol 1956; 3: 133-46.
235. Fox RH, Edholm OG. Nervous control of the cutaneous circulation. Br Med Bul 1963; 19: 110-4.
236. Coffman TF. Fine structure of the cells of the Suquet-Hoyer Canal. Clin Sci 1972; 42: 243-50.
237. Nelms JD. Functional anatomy of skin related to temperature regulation. Fed, Proc. 1963; 22: 933-936.
238. Braverman IM, Schechner JS. Contour mapping of the cutaneous microvasculature by computerized lasser doppler velocimetry. J Invest dermatol 1991; 97: 1013-1018.
239. Hales JRS, Fawcett AA, Bennett JW, Needham AD. Thermal control of blood flow trough capillaries and arteriovenous anastomoses in skin of sheep. Pflügers Arch. 1978; 378: 55-63.
240. Hirata K, Nagasaka T, Noda Y. Pontitional measurement of capillary and arteriovenous anatomic blood flow in the human finger by lasser-doppler flowmeter. Eur J Appl Physio 1988; 57: 616-621.
241. Mack GW. Assesment of cutaneous blood flow by using topographical perfusion mapping techniques. Journal of Applied Physiology 1998; 85; 1: 353-359.
242. Molyneux GS, Bryden MM. Comparative aspects of arterivenous anastomoses. In: Harrison RJ, Holmes RL (eds.). Progress in anatomy. Cambridge University Press, 1981; pp. 207-227.
243. Guyton AC, Hall JE. Body Temperature, Temperature Regulation, and Fever. In: Textbook of Medical Physiology. Philadelphia: PA: WB Saunders, 1996; 797-808.
244. Goodman LA, Gillman A. The Pharmacological Basis of Therapeutics New-York McMillan Co. 1985.
245. Nijboer JA, Dorlas JC. Comparison of plethysmograms taken from finger and pinna during anaesthesia. Br J Anaesth 1985; 57: 531-534.
246. Belani K, Sessler DI, Sessler A, et al. Leg heat content continues to decrease during the temperature plateau in humans. Anesthesiology 1993; 78: 856.
247. Braverman MI, Keh A, Goldminz D. Correlation of laser Doppler wave patterns with underlying microvascular anatomy. J Invest Dermatol 1990; 95: 283-286.
248. Braverman MI. The cutaneous microcirculation: ultrastructure and microanatomical organization. Microcirculation 1997; 4: 329-340.
249. Guillaume A, Abderrazak M, Feiss P. Correspondence. Anesthesiology 1994; 81: 525.
250. Ramanathan NL. A new weighting system for mean surface temperature of the human body. Journal of Applied Physiology 1964; 19: 531-533.
251. Burton AC. Human calorimetry: average temperature of tissues of the human body. Journal of Nutrition 1935; 9: 261-280.

ÍNDICE